Kohlhammer

Wulf Rössler (Hrsg.)

Handlungsfelder der psychiatrischen Versorgung

Analysen, Konzepte, Erfahrungen aus dem
Zürcher Impulsprogramm zur nachhaltigen
Entwicklung der Psychiatrie (ZInEP)

Verlag W. Kohlhammer

1. Auflage 2016

Alle Rechte vorbehalten
© W. Kohlhammer GmbH, Stuttgart
Gesamtherstellung: W. Kohlhammer GmbH, Stuttgart

Print:
ISBN 978-3-17-030075-0

E-Book-Formate:
pdf: ISBN 978-3-17-030076-7
epub: ISBN 978-3-17-030077-4
mobi: ISBN 978-3-17-030078-1

Für den Inhalt abgedruckter oder verlinkter Websites ist ausschließlich der jeweilige Betreiber verantwortlich. Die W. Kohlhammer GmbH hat keinen Einfluss auf die verknüpften Seiten und übernimmt hierfür keinerlei Haftung.

Geleitwort

von Thomas Heiniger

In der Lobby der Académie Nationale de Médecine in Paris hängt ein Gemälde von Charles-Louis Muller. Dramatisch befreit darauf der französische Psychiater Philippe Pinel um 1790 psychisch Kranke von ihren Ketten. Das Bild zeigt einen Gründungsmythos der modernen Psychiatrie: Die »Irrsinnigen« werden von nun an nicht mehr als Gefangene in Ketten gelegt, sondern wie Kranke behandelt. Damit hat im 19. Jahrhundert die Wissenschaft die psychisch Kranken entdeckt: Wilhelm Griesinger erkannte, dass psychische Krankheiten Hirnkrankheiten sind. Emil Kraepelin schuf mit seiner Zweiteilung der »Geisteskrankheiten« – heilbar/unheilbar – die Grundlage des heutigen Systems der Klassifizierung psychischer Störungen. Man baute fortan Heil- und Pflegeanstalten: Heilanstalten, um akute Zustände zu heilen, Pflegeanstalten, um chronisch Kranke angemessen zu betreuen – zum Beispiel die »Irrenanstalt Burghölzli« im Jahr 1870, die heutige Psychiatrische Universitätsklinik Zürich, übrigens nach einem Konzept von Griesinger.

Pinel, Griesinger, Kraepelin: Mitbegründer – mit vielen anderen – unserer modernen Psychiatrie, die sich in den vergangenen 200 Jahren mit innovativen diagnostischen und therapeutischen Verfahren wie eine lebendige Matroschka stetig weiterentwickelt hat. Heute ist die Psychiatrie im Kanton Zürich eine wichtige Säule unserer Gesundheitsversorgung. Der Kanton steht dafür ein – mit einer breiten Bedarfs- und einer gezielten Versorgungsplanung.

Die Gesundheitsdirektion schaut aber nicht nur genau hin. Sie schaut auch weit voraus. Sie hat mit diesem Ziel vor Augen die »Vision Psychiatrie« entwickelt. Es ist wichtig, dass der Kanton seine Vorstellung der psychiatrischen Versorgung formuliert und kommuniziert. Diese Vision soll bei den Akteuren neue Impulse auslösen, neue Kräfte freisetzen und sie auf gemeinsame Ziele ausrichten – sie ist der entscheidende Orientierungsrahmen für die Weiterentwicklung der psychiatrischen Versorgung im Kanton Zürich.

Unsere »Vision Psychiatrie« steht auf vier Pfeilern, sie ist

- innovativ, weil Stillstand auch in der Psychiatrie ein Rückschritt ist;
- integrierend, weil sie psychisch Kranke beruflich und sozial bestmöglich eingliedert;
- wirtschaftlich, weil sie die vorhandenen Mittel effizient und wirkungsvoll einsetzt;
- menschlich, weil sie das Leiden von Betroffenen minimiert und die Heilungschancen maximiert.

Die »Vision Psychiatrie« prägt das Aussehen der nächsten und der übernächsten »Matroschka« in der psychiatrischen Versorgung im Kanton Zürich. In diesen Rahmen fügt sich optimal auch das vollständig privat finanzierte Projekt *Zürcher Impulsprogramm zur nachhaltigen Entwicklung der Psychiatrie (ZInEP)* ein. Das ZInEP hat Grundlagen erarbeitet, um das Optimierungspotenzial in der psychiatrischen Versorgung zu nutzen. Es zeigt, welche Maßnahmen – ausgehend von epidemiologischen und neurowissenschaftlichen Grundlagen über die Erprobung präventiver Angebote sowie Versorgungsfragen an der Schnittstelle zwischen ambulanter und stationärer Versorgung bis hin zu Fragen rund um die Stigmatisierung psychisch kranker Menschen – einen echten Nutzen stiften. Vor allem auch dann, wenn psychische Beschwerden zu einem chronischen Leiden werden. Dann schließt jede neue diagnostische und therapeutische Entwicklung, jede neue Matroschka unserer modernen Psychiatrie, die langfristige Finanzierbarkeit zwingend mit ein. Die jährlichen Kosten der »psychischen Störungen« in der Schweiz belegen die Herausforderungen, die mit den entsprechenden präventiven und kurativen Maßnahmen verbunden sind: rund 17 Milliarden Franken an direkten und indirekten Kosten – pro Jahr.

Wenn es heute darum geht, Bedarf und Wirkung einer medizinischen Behandlung noch präziser auszurichten, ist auch Detailarbeit gefragt – hier setzt das ZInEP auch an. Die Leistungsfähigkeit der Gesundheitsversorgung hängt als Ganzes nicht alleine von der Leistung einzelner Akteure ab, sondern ebenso davon, wie abgestimmt die einzelnen Behandlungsschritte ineinander greifen, wie nahtlos die Übergänge ausfallen. So dass, im Idealfall, aus scharfen Schnittstellen durchlässige und weiche Nahtstellen werden.

Zu diesen Nahtstellen gehören auch das persönliche Umfeld der Patientinnen und Patienten und die ambulanten und tagesklinischen Angebote – ein zentrales Anliegen der Zürcher Gesundheitsversorgung. Denn das gewohnte soziale und berufliche Umfeld und die ambulanten Behandlungsstrukturen bieten und verlangen von den Patientinnen und Patienten einen hohen Grad an Mitbestimmung und versorgen sie dennoch bestmöglich.

Medizinische Exzellenz, klare Zuständigkeiten, patientengerechte Strukturen und wettbewerbsfreundliche Transparenz – das sind Stärken des Zürcher Gesundheitssystems. Außergewöhnliche Leistungen sichern sie. Das ZInEP ist außergewöhnlich: Erstens hat es wissenschaftlich auf höchstem Niveau Wissenslücken aufgearbeitet und neue Modellangebote erprobt. Zweitens hat es junge Nachwuchskräfte für die psychiatrische Versorgungsforschung begeistert und qualifiziert. Und darüber hinaus hat es Gesamtprojektleiter Prof. Dr. Wulf Rössler geschafft, zusammen mit seinen Mitarbeitenden den breiten, verbindenden Ansatz der neun Teilprojekte während sechs Jahren im Mittelpunkt aller ZInEP-Aktivitäten zu halten – und damit den konkreten Nutzen des Projekts für alle Akteure in der psychiatrischen Versorgung sicherzustellen.

Das ZInEP – auch in Form dieses Bands »Handlungsfelder der psychiatrischen Versorgung« – ist ein bleibender Wert. Es ist darum nicht die letzte »Matroschka« unserer modernen Psychiatrie im Kanton Zürich. Ich bin gespannt auf die nächsten Entwicklungen.

Ich danke allen Beteiligten für ihre Schaffenskraft gestern, heute und morgen.

Regierungsrat Dr. Thomas Heiniger
Gesundheitsdirektor Kanton Zürich

Inhalt

Einleitung

Handlungsfelder der psychiatrischen Versorgung

Wulf Rössler

Fragen der Ausgestaltung der medizinischen Versorgung sind in der Regel Aufgabe der Gesundheitspolitik. Mediziner[1] sind meistenteils an Versorgungsfragen nur insoweit interessiert, als ihre jeweiligen berufsständischen Interessen tangiert sind. Es ist eine Besonderheit der Psychiatrie, dass sich Psychiater und assoziierte Berufsgruppen seit jeher grundsätzlich und über ihre berufsständischen Interessen hinaus mit den Versorgungsstrukturen für ihre Patienten auseinandersetzen. Teilweise sprechen wir diesen Versorgungsstrukturen eine eigene therapeutische Qualität zu. Dies hat sicherlich aber auch damit zu tun, dass sich nicht alle psychiatrischen Versorgungsangebote notwendigerweise aus den therapeutischen Maßnahmen ableiten lassen, sondern häufig philosophische Grundfragen des Umgangs mit verletzlichen Menschen berühren. Entsprechend war deshalb die Entwicklung dieses medizinischen Fachs Psychiatrie vor dem Hintergrund des jeweiligen Zeitgeists auch von Irrungen und Wirrungen in der Versorgung psychisch kranker Menschen geprägt.

Historischer Rückblick

Der Diskurs über Versorgungsstrukturen reicht bis in die Anfänge der institutionellen Psychiatrie zu Beginn des 19. Jahrhunderts zurück, als die ersten spezialisierten Einrichtungen für die Versorgung psychisch Kranker und Behinderter in größerem Umfang entstanden. Diese Entwicklung vollzog sich im Zeitalter der Aufklärung, nachdem sich im Verlauf der bürgerlichen und industriellen Revolution die Staaten Europas und der Schweiz der sozialen Fürsorge ihrer Bürger verstärkt zugewandt hatten. Neben staatlichen Alters- und Fremdenheimen, Waisenhäusern und Kindergärten entstanden erstmals auch von Zucht- und Tollhäusern getrennte sogenannte Irren- und Idiotenanstalten.

---

1 In diesem Buch haben wir uns für eine bessere Lesbarkeit durchgehend auf die Verwendung der männlichen Begriffsform geeinigt. Gemeint sind gleichberechtigt beide Geschlechter. Natürlich könnte man auch durch das Buch hinweg die weibliche Begriffsform benutzen. Dies ist allerdings für die meisten Leser eher noch irritierend, wobei es bei der männlichen Begriffsform weitgehend akzeptiert ist, dass beide Geschlechter gemeint sind.

Damit etablierte sich die Psychiatrie in der ersten Hälfte des 19. Jahrhunderts nebst Chirurgie und innerer Medizin als eigenständiges medizinisches Fach, ohne dass diesem Fach damals in einem engeren Sinne therapeutische Maßnahmen zur Verfügung gestanden hätten. Vor allem die Isolation in der Stille und Ruhe geographisch von den städtischen Ballungsräumen abgeschiedener Anstalten schien die angemessene Behandlungsmethode zu sein, um den Kranken von möglichst allen krankmachenden Einflüssen seiner Lebenswelt fernzuhalten. Auch wurde in der Architektur der Anstalten ein Therapeutikum gesehen, die Irren wieder zur Vernunft zu bringen. Entlang den gesellschaftlichen Entwicklungen des 19. Jahrhunderts fanden sich in der Psychiatrie sowohl autoritär-disziplinierende Ansätze wie auch freiheitliche Entwicklungen, psychisch Kranke von ihren Ketten zu befreien.

Schweizer Psychiatrie

In der ersten Hälfte des 19. Jahrhunderts sind weltweit wie auch in der Schweiz (z. B. in Genf, Neuenburg, Münsterlingen, Pirminsberg, Bern und Solothurn) eine Reihe psychiatrischer Kliniken entstanden. Die Zürcher Klinik Burghölzli wurde erst 1870 nach rund 40-jähriger Planungs- und Bauzeit eröffnet.[2] Der Schwerpunkt der psychiatrischen Versorgung lag von da an bis zur Mitte des 20. Jahrhundert bei den zunächst sogenannten Nervenheilanstalten, die aufgrund des vorgenannten Mangels an wirksamen Therapien zunehmend unter einer ständig wachsenden Überfüllung litten. Mit der Umbenennung dieser Anstalten in Heil- und Pflegeanstalten wurde diesem Umstand Rechnung getragen. Damit trat in der ersten Hälfte des 20. Jahrhunderts eine Entwicklung ein, die allen Reformbestrebungen des 19. Jahrhunderts entgegenstand. Der wachsende Aufnahmedruck und die fehlenden Möglichkeiten, Menschen mit psychischen Erkrankungen wieder aus stationärer Behandlung zu entlassen, hatten letztlich alle therapeutischen Überlegungen des 19. Jahrhunderts zunichtegemacht. Aufgrund der geographischen Isolation, von Behörden und der Öffentlichkeit immer mehr im Stich gelassen, war schließlich auch die investive und personelle Ausstattung der psychiatrischen Kliniken soweit abgesunken, dass selbst eine adäquate Langzeitversorgung der Patienten nicht mehr möglich war.

Aufgrund der teilweise skandalösen und unmenschlichen Zustände in den Psychiatrischen Anstalten entstand ab Mitte des 20. Jahrhunderts europaweit und in den angelsächsischen Ländern eine Reformbewegung, die zu einer drastischen Reduktion der Langzeitbetten in den Anstalten führte und die Betreu-

---

2 Rössler W, Danuser H (2013) Burg aus Holz. Das Burghölzli. Von der Irrenheilanstalt zur Psychiatrischen Universitätsklinik. Entwicklungen, Innen- und Aussenansichten. Verlag Neue Zürcher Zeitung.

ung schwer psychisch Kranker in die Gemeinden verlagerte. Dieser Prozess vollzog sich in der Schweiz mit einigen Jahrzehnten Verspätung. Die Gründe hierfür sind darin zu suchen, dass die Versorgungsbedingungen in den psychiatrischen Anstalten der Schweiz bei weitem nicht so durch Vernachlässigung geprägt waren wie in den meisten europäischen und angelsächsischen Ländern dieser Zeit, nicht zuletzt weil die stationäre Versorgung einschließlich der Langzeitversorgung finanziell einigermaßen gut abgesichert waren. Die Kleinräumigkeit der Kantone ließ dann auch die ursprünglich außerhalb der Gemeinden errichteten Anstalten relativ rasch mit den Gemeinden zusammenwachsen. So blieben die Bande zwischen den Langzeitpatienten und ihren Familien eher erhalten und das Leben in den kantonalen Anstalten war nicht ganz so abgeschottet wie in den übrigen europäischen und angelsächsischen Anstalten.

Umso mehr wurde die psychiatrische Versorgung in der Schweiz in den 80er und 90er Jahren des letzten Jahrhunderts hinterfragt, weil die hiesigen psychiatrischen Versorgungsangebote nicht mehr einem zeitgemässen psychiatrischen Versorgungsverständnis entsprachen. Die gemeindepsychiatrische Versorgung schwer psychisch Kranker war nicht mehr aufzuhalten, wie auch in der Allgemeinbevölkerung zunehmend weniger schwere psychische Störungsbilder bewusster wahrgenommen und als behandlungsbedürftig anerkannt wurden.

Damit vollzog sich auch in der Schweiz ein Angebotswandel: Neben die psychiatrische Klinikversorgung traten zunehmend die ambulante Versorgung mit niedergelassenen Psychiatern, Ambulatorien und für die schwerer und längerfristig Kranken teilstationäre sowie betreute Wohn- und Arbeitsangebote. Die institutionelle Angebotspalette orientierte sich dabei allerdings vorwiegend an den Versorgungsvorstellungen der ersten Reformphase der Psychiatrie. Hinzu kam auch, dass – wie in der gesamten Medizin – allmählich die Rechte der Patienten gestärkt und ihre Mitbestimmungsmöglichkeiten erweitert wurden. Gleichwohl traute man in rechtlicher Hinsicht den psychisch Kranken und ihren Betreuern nicht so recht über den Weg. So benötigte ein stationär behandlungsbedürftiger Patient bis in die neunziger Jahre ein Einweisungszeugnis eines Arztes von außerhalb der Klinik, um in eine Klinik eintreten zu können. Heutzutage undenkbar, dass in der somatischen Medizin ein subjektiv leidender Mensch seine Behandlungswünsche nicht selbst formulieren und gemeinsam mit einem Arzt über seine Aufnahme in stationäre Behandlung entscheiden dürfte.

Probleme der psychiatrischen Versorgung

Als die Zahlen der stationär zu behandelnden Patienten Mitte der neunziger Jahre steil anstiegen, traten einige Mängel der psychiatrischen Versorgung in der Schweiz umso deutlicher hervor. Dieser weltweit beobachtete Patientenzuwachs ist vermutlich nicht einer wesentlich gestiegenen Zahl psychisch kranker Menschen in der Allgemeinbevölkerung zuzuschreiben als vielmehr einer Psychologisierung des Alltags und einer daraus folgenden gesteigerten Bereitschaft, sich psychiatrisch/psychotherapeutisch behandeln zu lassen.

Obwohl die Schweiz im internationalen Vergleich über überdurchschnittlich viele Betten verfügte und bis heute verfügt, war die stationäre Psychiatrie diesem Ansturm nicht gewachsen. Dieser großen Zahl von Patienten konnte zunächst nur mit einer Verkürzung der stationären Verweildauer begegnet werden, was große Teile der Schweizer Psychiatrie in ihrem Selbstverständnis traf. Die stationäre Versorgung war auf »Schutz« der Patienten über den gesamten Krankheitsverlauf gerichtet und nicht als Krisenintervention angelegt. Außerdem hatte sich der Schwerpunkt der stationären Versorgung gewandelt: Während bis in die 1980er Jahre stationäre Versorgung mehrheitlich die Behandlung von Schizophreniekranken, also schwer und chronisch psychisch kranker Menschen, bedeutete, traten jetzt andere Patientengruppen z. B. mit affektiven und nicht unbedingten chronischen sowie mit schweren Behinderungen einhergehenden Störungen in den Vordergrund.[3] Die Klinikpsychiatrie war damit mitten in der Gesellschaft angekommen.

Die mediale Kritik an dieser Entwicklung im stationären Bereich war allerdings beträchtlich, nicht zuletzt getragen von Angehörigenorganisationen und einer Reihe von Klinikpsychiatern, die glaubten, sich dieser »Amerikanisierung« und »Ökonomisierung« der Psychiatrie entgegenstellen zu müssen. Die Gesundheitspolitik hatte darauf insoweit regiert, als in der Folge nur wenig Betten abgebaut und die ambulante, teilstationäre und komplementäre Versorgung im Wohn- und Arbeitsbereich hingegen weiter ausgebaut wurde. In der Vorstellung vieler professioneller Helfer aus dem komplementären Bereich kommt die stationäre Psychiatrie aber bis heute ihrer eigentlichen Aufgabe, chronisch Schwerstkranke langfristig zu versorgen, nicht mehr angemessen nach.

Und in der Tat versteht sich heute die Schweizer Klinikpsychiatrie vorwiegend als Akutpsychiatrie trotz im internationalen Vergleich immer noch recht langen Verweildauern. Der Frage nach der Verweildauer in stationärer Behandlung ging eine Arbeitsgruppe der Zürcher Gesundheitsdirektion nach. Ergänzend führte die Psychiatrische Universitätsklinik Zürich einige Analysen mittels der kantonalen Psychiatriedokumentation hierzu durch. Um einen langen Diskussions- und Analyseprozess in Kürze darzustellen: In keiner der Analysen gelang es, mehr als rund 20 % der Varianz der Hospitalisationsdauer aufzuklären, was bedeutet, dass die Gründe, warum Patienten wie lange in stationär-psychiatrischer Behandlung bleiben, weitgehend im Dunkeln bleiben.[4] Dies

---

3 Lay B, Nordt C, Rössler W (2007) Trends in psychiatric hospitalisation of people with schizophrenia: a register-based investigation over the last three decades. Schizophr Res 97(1–3): 68–78.

4 Warnke I, Rössler W, Herwig U (2011) Does psychopathology at admission predict the length of inpatient stay in psychiatry? Implications for financing psychiatric services. BMC Psychiatry 29(11): 120.

steht im Einklang mit der internationalen Literatur. Bilanzierend muss man wohl feststellen, dass die Länge eines Aufenthaltes in stationär-psychiatrischer Behandlung mehrheitlich von der philosophischen Grundhaltung der Klinikleitungen zur Funktion eines solchen Aufenthaltes und weniger vom Krankheitsgeschehen selbst geprägt zu sein scheint.

Auch der oft erhobene Vorwurf, dass ökonomische Zwänge, also Sparmaßnahmen, der eigentliche Treiber der Versorgungsreformen seien, verdient eine separate Überlegung. Es war und ist legitim, in der Gesundheitsversorgung zu diskutieren, wofür Geld ausgegeben wird. Die Schweiz liegt mit ihren Gesundheitsausgaben weltweit mit an der Spitze. Speziell für die psychiatrische Versorgung wird rund 4 % des Bruttosozialprodukts ausgegeben, ein im internationalen Vergleich hoher Wert.[5] Aus gesundheitsethischen Überlegungen heraus sollte deshalb bei verschiedenen Versorgungsansätzen mit jeweils gleicher Wirksamkeit immer der kostengünstigere Ansatz gewählt werden, was zum Beispiel den Vorrang der ambulanten vor der stationären Versorgung rechtfertigt. Denn jeder Franken, der unnütz ausgegeben wird, fehlt an anderer Stelle.

Stellen wir also einmal die Versorgung schizophreniekranker Menschen in finanzieller Hinsicht auf den Prüfstand. In einer Untersuchung aus dem Jahr 2009 konnten wir zeigen, dass die Versorgung für Schizophreniekranke in Zürich weitaus die höchsten Kosten europaweit verursacht und ungefähr 12 mal so hoch sind wie z. B. in der Spanischen Stadt Granada.[6] Die Schweiz verfügt in allen Sektoren der psychiatrischen Versorgung im internationalen Vergleich über eine bessere Ausstattung, insbesondere im Wohn- und Arbeitsbereich. Das bedeutet natürlich nicht unbedingt, dass in Zürich zu viel ausgegeben wird. Möglicherweise geben andere Länder zu wenig für die psychiatrische Versorgung Schwerkranker aus. Zusammenfassend darf man aber feststellen, dass die finanzielle Situation der Schweizer Psychiatrie im internationalen Vergleich komfortabel ist.

In der Tat dürfen wir uns hinsichtlich der Ausstattung der psychiatrischen Versorgung nicht unbedingt beklagen. Der erreichte Ausbau in den vergangenen zwei bis drei Jahrzehnten ist weitgehend konsensuell entsprechend dem Schweizer Gesellschaftsmodell verlaufen. Kritisch könnte man allerdings anmerken, dass der Ausbau hauptsächlich dadurch zustande kam, dass neue Versorgungsangebote hinzugefügt, alte, um nicht zu sagen veraltete Angebote hingegen so gut wie nie abgebaut wurden.

---

5 Jäger M, Sobocki P, Rössler W (2008) Cost of disorders of the brain in Switzerland with a focus on mental disorders. Swiss Med Wkly 12, 138(1–2): 4–11.
6 Salize HJ, McCabe R, Bullenkamp J, Hansson L, Lauber C, Martinez-Leal R, Reinhard I, Rössler W, Svensson B, Torres-Gonzalez F, van den Brink R, Wiersma D, Priebe S (2009) Cost of treatment of schizophrenia in six European countries. Schizophr Res. 111(1–3): 70–77.

Leitfaden zur Psychiatrieplanung der Gesundheitsdirektorenkonferenz 2008

Die Gesundheitsdirektorenkonferenz (GDK) hat sich 2008 in einem Leitfaden zur Psychiatrieplanung zur weiteren Entwicklung der stationären psychiatrischen Versorgung geäußert. Mit der gebotenen Zurückhaltung wurde einerseits festgestellt, dass zukünftig eine Reduktion des stationären Angebots möglich sein sollte und es weiterhin an teilstationären und gemeindenahen Institutionen mangelt. Letzteres ist natürlich auch ein Hinweis darauf, dass sehr ausgeprägte kantonale Unterschiede in der Ausstattung mit Versorgungsangeboten bestehen. Neben der generell guten Beurteilung der Schweizer Versorgungssituation gibt es natürlich immer noch einen hohen Bedarf, regionale Unterschiede auszugleichen. Selbst die Schweiz mit einem der weltweit besten Gesundheitssysteme ist in der Psychiatrie noch weit davon entfernt, jedem Bürger dieses Landes eine nur annähernd vergleichbare Versorgungsqualität anbieten zu können. Einige kleinere Kantone lösen z. B. ihre stationär-psychiatrischen Versorgungspflichten durch Einkauf in weit entfernte Kliniken anderer Kantone. Es ist aber bekannt, dass mit wachsender Entfernung einer Versorgungseinrichtung die Inanspruchnahme proportional abnimmt. Von einem so hochstehenden Gesundheitswesen wie der Schweiz erwarten wir allerdings, dass die Schwelle zur Inanspruchnahme für einen subjektiv empfundenen Leidenszustand niedrig ist. Eine der vornehmsten Aufgaben der Ärzte besteht dann darin, im Rahmen einer Bedarfsprüfung festzustellen, welche Hilfen – wenn überhaupt – gegebenenfalls notwendig sind.

Modellprogramme

Der Leitfaden der Gesundheitsdirektorenkonferenz räumte 2008 Modellprogrammen und Pilotprojekten hohe Priorität ein, um neue, innovative Versorgungsangebote in die Regelversorgung integrieren zu können. Der GDK erschienen einige wenige Modellversuche erwähnens- und lobenswert, wie z. B. die Integrierte Psychiatrie Winterthur oder die Integrierte Akutversorgung in Luzern. In Zürich haben wir an der Psychiatrischen Universitätsklinik ebenfalls verschiedene innovative Versorgungsmodelle erprobt, wie z. B. ein Kriseninterventionszentrum in der Stadt Zürich, eine Tagesklinik für Suchtkranke, eine Akuttagesklinik, Betreutes Arbeiten (Supported Employment) sowie eine Modellstation mit integriertem ambulantem, teilstationärem und stationärem Angebot[7] – alles Angebote, die in der Schweiz keineswegs zur Regelversorgung gehören.

---

7 Theodoridou A, Hengartner MP, Gairing SK, Jäger M, Ketteler D, Kawohl W, Lauber C, Rössler W (2015) Evaluation of a new person-centered integrated care model in psychiatry. Psychiatr Q 86(2): 153–68.

Bei nüchterner Betrachtung gab und gibt es aber in der Schweiz nur wenige innovative Modellprojekte. Selbst bei zurückhaltender Beurteilung muss man deshalb feststellen, dass das psychiatrische Versorgungsangebot in der Schweiz gut ist, aber kaum neue, innovative, in die Zukunft reichende Entwicklungen aufweist. Das strukturelle Angebot bleibt weitgehend der Tradition der ersten Reformphase verhaftet.

Versorgungsforschung

In Zürich haben wir in den letzten 20 Jahren viele Aspekte der psychiatrischen Versorgung empirisch analysiert. Wer sich mit psychiatrischer Versorgungsforschung auseinandersetzt, lernt schnell, dass Analysen nicht nur Gegenstand akademischer Diskussionen sind, sondern häufig öffentliche Interessen tangieren. Über viele Jahre hinweg fanden eine Reihe unserer Publikationen Widerhall in der Tagespresse und führten in der Folge auch zu entsprechenden Kommentaren aus der Politik oder von betroffenen Interessengruppen. Dabei wird die Aufgabe der Versorgungsforschung häufig missverstanden. Versorgungsforschung ist nicht Gesundheitspolitik, sondern stellt der Gesundheitspolitik sogenannte Ziel-Mittel-Argumentationen zur Seite, also Einschätzungen, ob eine bestimmte Maßnahme oder ein Angebot den erwünschten Effekt hat. So kann man beispielsweise argumentieren, dass aus gesundheitsethischen Überlegungen ambulante Maßnahmen Vorrang vor stationären Maßnahmen haben sollten. Aufgabe der Versorgungsforschung ist es zu überprüfen, ob ambulante Versorgung genauso wirksam ist wie stationäre Versorgung und wenn ja, was z. B. die damit verbundenen Kosten sind. So wissen wir, dass eine Behandlung im gewohnten Lebensumfeld für den Krankheitsverlauf wie auch für die Rehabilitation der Betroffenen von Vorteil ist. Wenn dann die ambulanten Maßnahmen darüber hinaus noch kostengünstiger sind, ist das wahrlich kein Nachteil, sondern aus bereits vorgenannten gesundheitsethischen Überlegungen sogar wünschenswert.

Versorgungsforschung wurde in den letzten ein bis zwei Jahrzehnten als eigenes Forschungsfeld anerkannt. Ungleich den angelsächsischen Ländern, wo Versorgungsforschung ein konstitutives Element der Gesundheitspolitik mit entsprechender finanzieller Ausstattung darstellt, ist die Bereitschaft der nationalen Forschungsförderer in Europa deutlich geringer, finanzielle Mittel für diese Forschung bereit zu stellen. Der Schweizer Nationalfonds sieht aufgrund finanzieller Restriktionen seine Hauptaufgabe in der Förderung der Grundlagenwissenschaften. Gesundheitspolitik steht in diesem Fall im Risiko, gesundheitspolitische Entscheide ohne entsprechende empirische Absicherung treffen zu müssen. Ob Gesundheitspolitiker dies jeweils beklagen, bleibt eher unklar, weil es nicht immer der politischen Tradition entspricht, seine Überzeugungen auch auf den (empirischen) Prüfstand zu stellen.

Zürcher Impulsprogramm zur nachhaltigen Entwicklung der Psychiatrie (ZInEP)

Für die Zürcher Psychiatrie war es ein Glücksfall, dass sich 2007 ein privater Spender entschloss, die angewandte Psychiatrie mit einem namhaften finanziellen Betrag zu unterstützen. In einem ersten Schritt wurden zunächst diverse Einzelprojekte gefördert u. a. das o. g. Projekt einer integrierten Abteilung mit ambulantem, teilstationärem und stationärem Angebot.

Nachdem dieser Schritt positiv verlaufen war, stellte der Spender einen weiteren, sehr erheblichen finanziellen Betrag für ein ganzes Forschungsprogramm zur Verfügung. Zusammen mit der Gesundheitsdirektion des Kantons Zürich wurde ein Programmentwurf entwickelt und die Psychiatrische Universitätsklinik Zürich als Projektträger bestimmt. Aus Anlass des Projektes wurde eine Stiftung gegründet.

Das Projekt gliederte sich zunächst in sechs Teilprojekte auf, drei weitere Teilprojekte folgten im Verlauf des Gesamtprojektes, das 2009 startete und Mitte 2015 offiziell endete.

Der Aufbau des Forschungsprogramms folgte einer inneren Logik, startend mit einem epidemiologischen Projekt, das sich der Häufigkeit psychischer Erkrankungen in der Allgemeinbevölkerung und der Inanspruchnahme medizinisch-psychiatrischer Leistungen wegen dieser Erkrankungen widmet.

Danach folgt ein Projekt zur Früherkennung psychischer in Sonderheit psychotischer und bipolarer Erkrankungen, unter der Vorstellung, dass frühzeitige oder präventive Interventionen den Ausbruch psychischer Erkrankungen möglicherweise verhindern, verzögern oder den Krankheitsverlauf günstig beeinflussen können.

Weiter wurden zwei Projekte an der Nahtstelle ambulant-stationär gefördert, und zwar einmal bei der Einweisung und ein anderes Mal bei der Entlassung aus stationärer Behandlung. Die Einweisung in stationäre Behandlung erfolgt allzu oft gegen den Willen der Betroffenen. Maßnahmen, unnötige Einweisungen zu verhindern oder zumindest im Einverständnis mit den Betroffenen durchzuführen, sind dringend erforderlich. Erfahrungsgemäß stellt auch die Entlassung aus stationärer Behandlung einen Krisenpunkt in der Betreuung psychisch Kranker dar. Deshalb widmet sich ein Projekt der poststationären Netzwerkkoordination.

Ein nächstes Projekt geht dann der Frage nach, wie viel Betreuung es braucht, um Menschen mit psychischen Erkrankungen (wieder) in den ersten Arbeitsmarkt zu integrieren.

Das sechste Projekt ist ein sogenanntes Querschnittsprojekt über die vorgenannten Teilprojekte hinweg, das nach möglichen biologischen oder psychologischen Markern sucht, um zu helfen, psychische Erkrankungen besser zu charakterisieren oder ihren Verlauf vorherzusagen. Ein weiteres Querschnittsprojekt fokussiert auf die Stigmatisierung psychischer Erkrankungen über verschiedene Lebens- und Versorgungsbereiche hinweg. Dieses Projekt schließt auch verschiedene gesundheitsökonomische Aspekte der diversen Teilprojekte ein.

Später hinzugekommen sind noch weitere zwei Projekte, je eines aus dem Bereich der Alterspsychiatrie bzw. der Kinder- und Jugendpsychiatrie. Ersteres wendet sich der Frage zu, warum einige Hochbetagte (psychisch) gesund bleiben, und letzteres führt eine in den neunziger Jahren in Zürich begonnene epidemiologische Studie an Kinder fort, u. a. mit der Frage, was aus diesen damals untersuchten Kindern geworden ist. Die Gliederung dieses Buches folgt dem Aufbau des Impulsprogramms.

Das Zürcher Impulsprogramm war kein exklusives Forschungsprogramm der Psychiatrischen Universitätsklinik. Intensiv eingebunden waren v. a. der Kinder- und Jugendpsychiatrische Dienst des Kantons und der Universität Zürich, die Integrierte Psychiatrie Winterthur mit einem eigenen Projekt, das durch die ZHAW wissenschaftlich begleitet wurde, und das Sanatorium Kilchberg, das an der praktischen Umsetzung einiger Projekte beteiligt war.

Das Zürcher Impulsprogramm zur nachhaltigen Entwicklung war aber nicht nur ein Forschungsprogramm, sondern auch ein wichtiges Förderprogramm für junge Wissenschaftler. Zeitweise wurden bis zu 79 Mitarbeiter in den Projekten beschäftigt. Schon während der Projektzeit gab es eine Reihe hochrangiger Publikationen, viele weitere Publikationen sind in den nächsten Jahren zu erwarten. Mehrere Dissertationen sind oder werden noch aus den Projekten hervorgehen. Einige Forschungsmitarbeiter stehen kurz vor einer Habilitation oder haben sich bereits habilitiert. Ein Ruf auf eine Professur in Deutschland ist erfolgt. Deshalb ist das Zürcher Impulsprogram auch ein wichtiges Instrument für eine Forschungskarriere geworden.

Da die evaluierten Angebote größtenteils innovativ waren, konnten wir bei der Erprobung auch nicht auf vorhandene Angebotsstrukturen Rückgriff nehmen mit der Folge, dass ein beträchtlicher Teil der Ressourcen zunächst in den Aufbau der jeweiligen Angebotsstrukturen investiert wurde. Neben den Forschungskarrieren junger Wissenschaftler förderte das Impulsprogram hiermit auch die Zusatzqualifizierung einer Reihe von Praktikern in innovativen Handlungsfeldern der psychosozialen Versorgung. Diese sollen zukünftig als Multiplikatoren ihr neu erworbenes Wissen und Können in die Versorgungspraxis tragen.

Es ist nicht vermessen, bereits jetzt festzustellen, dass dieses Forschungsprogramm ein voller Erfolg geworden ist. Es ist in seiner Konzeption einmalig und ein Leuchtturmprojekt der internationalen Sozialpsychiatrie. Es deckt wichtige Handlungsfelder und Brennpunkte der Versorgung psychisch kranker Menschen ab und soll längerfristig natürlich auch praktische Auswirkungen auf die Ausgestaltung der psychiatrischen Versorgung haben.

Dieser Erfolg hat viele Beteiligte, denen es ausdrücklich zu danken gilt. Zuvorderst zu nennen ist der Spender, der nicht einem Automatismus folgend der Universität Forschungsgelder zur Verfügung gestellt hat, sondern den Weg über die Gesundheitsdirektion des Kantons Zürich gewählt hat. Die Gesundheitsdirektion hat an der Konzeption entscheidend mitgearbeitet. Regierungsrat Dr. Thomas Heiniger hat das Projekt über den gesamten Verlauf hinweg wohlwollend begleitet und gefördert. Dies gilt ebenso für die Geschäftsleitung der Psychiatrischen Universitätsklinik als Projektträger. Das gesamte Projekt wurde von einer Steuergruppe in praktischen Fragen und in wissenschaftlichen Fragen von einem wissenschaftlichen Beirat begleitet und beraten. Steuergruppe und Beirat haben ebenfalls entscheidend zu dem Erfolg des Impulsprogramms beigetragen.

Die ersten Ergebnisse des Projekts wurden in einer Tagung am 17. September 2015 der Öffentlichkeit vorgestellt. Diese Buchpublikation soll es der weiteren Schweizer Öffentlichkeit, den Fachleuten und den interessierten Gesundheitspolitikern ermöglichen, sich einen Eindruck über Inhalte und erste Ergebnisse des Zürcher Impulsprogramms zu machen.

Es bleibt abschließend zu hoffen, dass das Zürcher Impulsprogramm zur nachhaltigen Entwicklung der Psychiatrie Forschungsförderer nachhaltig motiviert, in diesen Bereich der Forschung zu investieren, weil wir zeigen konnten, dass wir auch nach Maßgabe einer herkömmlichen Forschungsförderung sehr erfolgreich waren und auch einen praktischen Beitrag zur Schweizer Gesundheitsversorgung in der Psychiatrie leisten konnten.

Übersicht über das Gesamtprojekt – Zürcher Impulsprogramm zur nachhaltigen Entwicklung der Psychiatrie (ZInEP)

Gesamtprojektleiter
Prof. Dr. med. Dipl.-Psych. Wulf Rössler

Gesamtprojektkoordinatorin
lic. phil. Patrizia Bongiovanni

Teilprojekt 1: Epidemiologie psychischer Störungen im Kanton Zürich
PD Dr. phil. Vladeta Ajdacic-Gross

Teilprojekt 2: Früherkennung und Frühbehandlung psychotischer und bipolarer Störungen
Prof. Dr. med. Dipl.-Psych. Wulf Rössler
PD Dr. med. Karsten Heekeren (Stv. Teilprojektleiter)
Dr. med. Anastasia Theodoridou (Stv. Teilprojektleiterin)

Teilprojekt 3: Verhinderung zwangsweiser stationär-psychiatrischer Unterbringungen durch Intensivbetreuung, Schulung und präventives Monitoring
PD Dr. sc. hum. Barbara Lay

Teilprojekt 4: Elemente integrierter Versorgung: Poststationäre Netzwerkkoordination
Dr. med. Andreas Andreae
Prof. Dr. phil. Agnes von Wyl

Teilprojekt 5: »Placement-Budgets« für Supported Employment zur Förderung der Integration von Menschen mit psychischen Erkrankungen in den freien Arbeitsmarkt
Dr. phil. Carlos Nordt
Prof. Dr. med. Wolfram Kawohl

Teilprojekt 6: Zentrum für Neuro- und Soziophysiologie
PD Dr. med. Helene Haker
Prof. Dr. med. Wolfram Kawohl

Teilprojekt 7: Stigma und Gesundheitsökonomie
Prof. Dr. med. Nicolas Rüsch

Teilprojekt 8: Untersuchung von kognitivem Status, Lebensqualität, Hirnstruktur und Beta-Amyloid-Ablagerungen bei Hochbetagten
Prof. Dr. med. Christoph Hock
PD Dr. sc. nat. Valerie Treyer (Stv. Teilprojektleiterin)

Teilprojekt 9: Zürcher Längsschnitt- und Familien-Studie zur Entwicklungspsychopathologie und genetischen Biomarker-Prädiktion psychischer Störungen
Prof. Dr. med. Dipl.-Psych. Susanne Walitza
Prof. Dr. med. Dipl.-Psych. Dr. phil. Hans-Christoph Steinhausen

Steuerungsgruppe

- Prof. Dr. med. Dipl.-Psych. Wulf Rössler (Vorsitz), Gesamtprojektleiter ZInEP
- Prof. Dr. med. Erich Seifritz (Stv. Vorsitz), Psychiatrische Universitätsklinik Zürich
- Dr. med. Andreas Andreae, Integrierte Psychiatrie Winterthur – Zürcher Unterland
- Erich Baumann, Psychiatrische Universitätsklinik Zürich
- Dr. oec. HSG Reto Dahinden, SWICA
- Prof. Dr. med. Dr. med. dent. Klaus W. Grätz, Universität Zürich
- lic. phil. Peter Waldner, Gesundheitsdirektion Kanton Zürich

Ehemalige Mitglieder:

- Prof. Dr. med. Jürg Hodler, Universität Zürich
- Dr. med. Peter Indra, SWICA
- Dr. phil. Janine Landtwing, Gesundheitsdirektion Kanton Zürich
- Hans-Ueli Regius, SWICA

Wissenschaftlicher Beirat

- Prof. Dr. rer. nat. Gerd Glaeske (Vorsitz), Universität Bremen
- Prof. Dr. med. Thomas Becker, Universität Ulm
- Prof. Dr. med. Andreas J. Fallgatter, Universitätsklinik Tübingen
- Prof. Dr. med. Felix Gutzwiller, Universität Zürich
- Prof. Dr. med. Joachim Klosterkötter, Universität Köln
- Prof. Dr. med. Christoph Lauber, Services psychiatriques Jura bernois – Bienne-Seeland (vorher: University of Liverpool, UK)
- Prof. Dr. phil. Dipl.-Psych. Roselind Lieb, Universität Basel
- Prof. Dr. med. Ullrich Meise, Universität Innsbruck
- Prof. Dr. sc. hum. Hans Joachim Salize, Zentralinstitut für Seelische Gesundheit Mannheim
- Prof. Dr. phil. Wolfgang Wölwer, Universität Düsseldorf

Ehemaliges Mitglied:

- Prof. Dr. oec. Peter Zweifel, Universität Zürich

1 Psychiatrische Epidemiologie: Grundfragen, Datengrundlagen und das Beispiel der Persönlichkeitsstörungen

Vladeta Ajdacic-Gross, Stephanie Rodgers, Aleksandra Aleksandrowicz, Mario Müller und Michael P. Hengartner

1.1 Einführung

1.1.1 Eine Ausgangslage voller Überraschungen

Die psychiatrische Epidemiologie ist, so wie andere epidemiologische Subdisziplinen auch, eine quantitative Wissenschaft. Es sind Zahlen, die Geschichten erzählen – Zahlen von vielen und über viele Menschen. Nicht selten enden diese Geschichten unerwartet – anders als plausible Theorien uns vorgaukeln und anders als der gesunde Menschenverstand sich die Wirklichkeit zurechtzimmert. Wer sich auf psychiatrische Epidemiologie einlässt, muss auf Überraschungen gefasst sein.

Überraschend, ja geradezu irritierend für viele Kliniker, Politiker wie auch die Bevölkerung waren die wichtigsten Beiträge der psychiatrischen Epidemiologie in den letzten Jahrzehnten. Die Prävalenzraten psychischer Krankheiten in der Bevölkerung erwiesen sich nämlich als unerwartet hoch – und, wie verschiedene Surveys zeigen konnten, in westlichen industrialisierten Ländern sogar höher als in Ländern der zweiten oder dritten Welt. In der Schweiz trug die sogenannte Zürich-Studie von Jules Angst seit den 1980er Jahren (Angst et al. 1984) Ergebnisse bei, dazu die Studie aus Basel von Hans-Rudolf Wacker (Wacker 1995) sowie PsyCoLaus von Martin Preisig in Lausanne (Preisig et al. 2009). In den USA wurden große Surveys mit mehreren Tausend Befragten durchgeführt – Epidemiologic Catchment Area Survey (Regier und Kaelber 1995) und National Comorbidity Survey (NCS) (Kessler et al. 1994). Große Surveys in Grossbritannien (Jenkins et al. 1998), in Deutschland (Wittchen et al. 1998; Jacobi et al. 2002) und in Holland (Bijl et al. 1998) sollten folgen. Der letzte große Wurf ist der World Mental Health Survey (Kessler et al. 2007). Je jünger die Studie, je ausgefeilter das Instrumentarium, desto höher stiegen die Raten. Inzwischen ist klar, dass über die Hälfte der Bevölkerung im Laufe des Lebens früher oder später an einer diagnostizierbaren psychischen Störung leidet, wobei über 50 % dieser Störungen komorbid sind (d. h., zusammen mit anderen auftreten). Wird der Fokus auf psychische Beschwerden gerichtet, die mit einer massiven Belastung, d. h. mit entsprechendem Leidensdruck einhergehen, so sind über 90 % der Menschen betroffen (Ajdacic-Gross et al. 2006).

Das zweite Überraschungsmoment betrifft die Nutzung von professionellen Hilfs- und Betreuungsangeboten. Erstaunlich viele Menschen mit einer schweren Störung, etwa einer schweren Depression, suchen keine professionelle Hilfe auf, sondern nutzen v. a. informelle Hilfe oder versuchen selbst, mit der Situation zurecht zu kommen, oder warten einfach auf spontane Besserung (Burns et al. 2003; Rüsch et al. 2014). In Zahlen ausgedrückt, betrifft dies mehr als 50 % aller Betroffenen (Wang et al. 2007). Zu berücksichtigen bleibt zudem, dass nur ein bestimmter Anteil unter ihnen korrekt diagnostiziert, in der Folge nur ein Anteil dieses Anteils angemessen psychopharmakologisch therapiert wird, und davon nochmals nur ein weiterer Anteil die Therapie auch nach Vorgabe befolgt. Unter dem Strich führt dies zu einem Anteil von nur 10–20 % adäquat versorgten Menschen mit einer schweren Depression (Althaus und Hegerl 2001; Althaus et al. 2007). Diese Zahlen spiegeln sich im Outcome, indem die Mehrheit aller behandelten Patienten innerhalb der nächsten zwei Jahre erneut erkrankt. Nur ein Drittel bleibt über eine Zeitspanne von zwei Jahren klinisch bedeutsam verbessert. Ebenfalls bemerkenswert ist, dass ca. 15 % aller Personen mit Depressionen Suizid begehen (Hollon et al. 2002). Immerhin lässt sich aus der Abnahme der Suizidraten in den vergangenen vier Dekaden (Hepp et al. 2010) indirekt schließen, dass sich die Situation nach und nach bessert. Obwohl Psychotherapeuten und praktizierende Psychiater gut ausgebucht sind und die Verschreibungsraten von Psychopharmaka (Antidepressiva, ADHS-Medikamenten etc.) zum Entsetzen der Medien angestiegen sind, bleibt nach wie vor die Unterversorgung von betroffenen Menschen das wesentliche Thema in der Versorgungsepidemiologie.

1.1.2 Differenzierungen: Heterogenität und Kontinuum

Die konzeptuelle Grundlage des Aufschwungs der psychiatrischen Forschung, darunter auch der psychiatrischen Epidemiologie, ergab sich aus der Entwicklung von Diagnosemanuals – dem Diagnostic and Statistical Manual (DSM) der US-amerikanischen Psychiatriegesellschaft und der International Classification of Disorders (ICD) der WHO. Deren systematisierte operationale Definitionen der Störungen haben empirische Forschung und Weiterentwicklung einerseits vorausgesetzt und anderseits auch motiviert. Den Anfang machte DSM-III in den 1980er Jahren, gefolgt von DSM-III-R, -IV, mittlerweile auch DSM 5 sowie ICD-10 ab 1994, während ICD-11 in Arbeit ist. Fraglich bleibt trotz dieser mehrfachen Revisionen, was psychische Störungen abseits der diagnostischen Manuale wirklich sind (Kendler et al. 2011).

Die operationalen Definitionen von Störungen präzisieren nicht nur, sie formulieren auch konzeptuelle Grenzen. Wie weit berechtigt oder geeignet diese Grenzen sind, ist unmittelbar Quelle und Gegenstand neuer Dispute (Frances und Widiger 2012; Frances 2013; Rössler 2013). Einer davon betrifft die Frage, welche Zahl der Diagnosen angemessen ist. Abgesehen von der Kritik an Diagnosen (bzw. operationalen Definitionen), die als unglücklich wahrgenommen werden, geht es dabei um den Detailliertheitsgrad eines Diagnosesystems und somit um den Bedarf an weiteren Subkategorien. Wie viel Heterogenität ist im System psychischer Krankheiten und Beschwerden enthalten und wie gibt man diese am besten wieder?

Dabei ist die Entwicklungsrichtung eigentlich von vornherein klar: Der wissenschaftliche Fortschritt wird unvermeidlich noch mehr Differenzierung hervorbringen, d. h. noch mehr Störungen, noch mehr Subkategorien, noch mehr Subtypen. Unter dieser Perspektive lohnt ein zweiter Blick auf die im DSM bereits realisierten Versuche, der Heterogenität des Gegenstandes Herr zu werden. Dabei lässt sich entdecken, dass das Vorgehen uneinheitlich ist, d. h., vermutlich historisch gewachsen und der jeweiligen Zusammensetzung der Expertengruppen geschuldet ist. Im Einzelnen finden sich:

- bei ADHS prädominante Subtypen: vorwiegend hyperaktiv-impulsives, vorwiegend unaufmerksames oder ein gemischtes Erscheinungsbild
- bei affektiven Störungen distinktive Subtypen: bipolare Störungen vs. unipolare Depression vs. unipolare Manie
- bei spezifischen Phobien Fuzzy-Subtypen (überlappende Subtypen): die fünf Subtypen der spezifischen Phobie können allein oder in beliebiger Kombination auftreten

Auf dem Level der Diagnosen ist die Fuzzy-Variante der Subkategorisierung die übliche Form, zumindest abgesehen von den unipolaren und bipolaren affektiven Störungen. Das Nebeneinander von verschiedenen operationalen Definitionsschemata ist ein subtiler Fingerzeig, wie viel Entwicklungsarbeit der Psychiatrie noch bevorsteht. Der Epidemiologie kommt dabei eine Schlüsselrolle zu, denn sie steuert zu einem großen Teil die Empirie für die Differenzierungsoptionen bei:

- unterschiedlichen Symptomclustern (theoretische oder empirische Basis)
- dabei: unterschiedliche Profile von Risikofaktoren und soziodemographischen Markern
- oder: unterschiedliche Komorbiditätsprofile
- oder: einmaliges Auftreten vs. schubweise vs. kontinuierliche Verläufe
- oder: unterschiedliches Ansprechen auf Therapien

Die zweite wichtige Stoßrichtung in der Differenzierung der Diagnosesysteme erfolgte nicht »horizontal« sondern »vertikal«. Dabei geht es nicht mehr um Subtypen aufgrund von Symptomen und Symptomclustern, sondern um Subtypen entlang der Schweregrade von Störungen. Eine wichtige Rolle bei dieser Entwicklung hat Jules Angst eingenommen, indem er die Bedeutung von Störungen unterhalb der Diagnoseschwelle hervorgehoben und Vorschläge für deren Operationalisierung beigetragen hat, z. B. die Recurrent Brief-Subtypen und die Minor-Subtypen (Angst et al. 2003a; Angst et al. 2003b; Angst et al. 2005; Angst et al. 2009). Nach wie vor handelt es sich dabei um kategoriale Konzepte, jedoch mit abgeschwächten Anforderungen an die Zahl der Kriterien oder an die Dauer der Beschwerden.

Noch einen Schritt weiter geht das Kontinuumskonzept, wobei die kategorialen Grenzen weiter verwischt werden. Im Vordergrund stehen hier in erster Linie Symptome, deren subjektive Belastung (respektive Schweregrad) und deren Zahl. Auch bei diesen Operationalisierungen hat Jules Angst Pionierarbeit geleistet und bereits um 1980 ein Äquivalent einer Visuellen Analogskala eingeführt, um ergänzend zu kategorialen Diagnosen auch die subjektiven Belastungen zu erfassen. Für Kliniker und Wissenschaftler haben dimensionale Konzepte eine weitaus größere Bedeutung als beispielsweise für Politiker und Krankenversicherer. Psychische Beschwerden und Störungen fangen nicht erst ab einer fiktiven Schwelle an. Gleiches gilt für den subjektiven Leidensdruck: Menschen suchen und brauchen dann Hilfe, wenn sie Leidensdruck erfahren, und nicht erst, wenn sie einem fiktiven Kriterienkatalog entsprechen.

1.1.3 Komorbidität

Das hohe Ausmaß an Komorbidität ist einer der großen Unterschiede zwischen psychischer und somatischer Gesundheit. Dies betrifft nicht nur die Häufigkeit, sondern auch die Breite bzw. Fächerung der Komorbidität, die bei psychischen Störungen besonders ausgeprägt ist (Kessler et al. 2005; Kessler et al. 2011). Im Weiteren handelt es sich nicht nur um eine Binnen-Komorbidität: Psychische Störungen sind nicht nur mit anderen psychischen Störungen, sondern auch durchwegs mit somatischen Krankheiten häufig assoziiert, darunter Autoimmunkrankheiten, Asthma und Allergien, atopischen und weiteren Hautkrankheiten, kardiovaskulären Erkrankungen. Dabei machen die Ergebnisse nicht den Anschein, ausschließlich auf reaktive psychische Prozesse zurückführbar zu sein – ganz im Gegenteil.

Soweit sich die Komorbiditätspatterns unter den psychischen Störungen über Faktorenanalysen und andere komplexitätsreduzierende Modelle erschließen lassen, spalten sich psychische Störungen in internalisierende und externalisierende auf (Eaton et al. 2015). Die internalisierenden Störungen umfassen Phobien, Angststörungen und affektive Störungen, die externalisierenden Störungen in erster Linie Suchtstörungen, ADHS und antisoziale Verhaltensstörungen. Hinter dieser einfachen Aufteilung verbirgt sich ein Gewirr von unerwarteten, Grenzen überschreitenden Assoziationen wie auch eine Vielfalt von inexistenten Assoziationen innerhalb der Subgruppengrenzen. Diese Irregularitäten sind indes nicht eine Folge empirischer Ungenauigkeit oder statistischer Unwägbarkeiten, sondern gut belegte Befunde, die ein besseres Verständnis heraus- und erfordern.

Komorbiditäten können unterschiedliche Hintergründe haben: dieselben psychosozialen oder anderweitigen Risikofaktoren, gleiche neuroimmunoendokrinologische Prozesse oder überlappende neuronale Schaltkreise. Da sich die psychischen Symptome – und eine Aggregationsebene höher: die Syndrome – letztlich immer als (ko-)aktivierte Schaltkreise manifestieren, sind Komorbiditäten ein idealer Ausgangspunkt, um die neuronale Architektur hinter den psychischen Störungen zu rekonstruieren. Der strategische Stellenwert von Komorbiditäten in der Entwicklung eines besseren Verständnisses der Psychopathologie kann kaum hoch genug schätzt werden.

Ironischerweise haben inzwischen ausgerechnet Genetiker das Thema im Rahmen von genomweiten Assoziationsstudien (GWAS – genome-wide association study) für sich entdeckt. Im Vergleich wird das Potenzial des epidemiologischen Ansatzes gegenüber GWAS deutlich: Die Epidemiologie vermag den Gegenstand der Psychopathologie nicht nur in Bezug auf Komorbiditäten, sondern auch in Bezug auf einzelne Subtypen, einzelne Risikofaktoren und weitere (z. B. soziodemographische) Marker zugleich aufzuschlüsseln. Die gesamte Komplexität kann auch sie nicht einbeziehen, jedoch einen weitaus größeren und damit auch vielversprechenderen Ausschnitt, als dies die hochdotierten Nachbardisziplinen zu tun vermögen.

1.1.4   Ätiopathogenetische Modelle und Risikofaktoren

Ein weitere Besonderheit der Psychiatrie und zugleich ein weiterer Unterschied zur somatischen Medizin betrifft die Vielfalt von Risikofaktoren und ätiopathogenetischen Mechanismen. Grob unterteilt stehen sich psychosoziale Risikofaktoren mit einhergehenden neuroendokrinen Prozessen und biologische/organische Risikofaktoren und Prozesse gegenüber. Entsprechend dem Entwicklungsstand der Psychopathologie bestehen nur vage Vorstellungen, wie die unterschiedlichen Risikofaktoren und die dazugehörenden Mechanismen zu selben oder zumindest ähnlichen Outcomes beitragen sollen. Zugleich ist die Erforschung wichtiger Fragestellungen – wie etwa dem Einfluss von Infekten, der Microbiota oder generell des Immunsystems auf die Entwicklung von psychischen Symptomen und Störungen (Berk et al. 2013) – noch nicht über die ersten Ansätze hinausgekommen. Vor allem die Epidemiologie ist in der Lage, Grundlagen für ein umfassenderes Verständnis der Ätiopathogenese psychischer Symptome und Syndrome zu schaffen (Ajdacic-Gross 2014).

1.1.5   Ein vernachlässigtes Thema unter vielen: Persönlichkeitsstörungen

Den Persönlichkeitsstörungen wurden im vorliegenden Epidemiologie-Survey nebst den psychotischen Syndromen ein besonderes Gewicht beigemessen. Dieser spezifische Fokus ist wichtig und notwendig, da Persönlichkeitsstörungen sowohl in der Allgemeinbevölkerung (Samuels 2011; Newton-Howes et al. 2015) als auch in der psychiatrisch-therapeutischen Praxis (Verheul und Herbrink 2007; Bateman et al. 2015) nicht ausreichend erforscht sind. Das Ausmaß dieser Vernachlässigung ist markant und für die psychiatrische Praxis ebenso herausfordernd wie folgenschwer, zumal Persönlichkeitsstörungen zu den bedeutendsten Risikofaktoren für chronische und wiederkehrende psychische Erkrankungen zählen (Krueger und Eaton 2010; Hengartner 2015). Epidemiologische Untersuchungen zeigen, dass Persönlichkeitsstörungen im klinischen Sektor sehr häufig sind: In Europa variiert die Prävalenz in ambulanten Settings zwischen 40 und 92 % (Beckwith et al. 2014), während in stationären psychiatrischen Einrichtungen die Häufigkeit auf ungefähr 50 % geschätzt wird (Tyrer 2008). Diese Zahlen belegen, dass grob geschätzt bei rund der

Hälfte aller Patienten, die in den diversen psychiatrischen Institutionen angetroffen werden, mit schweren pathologischen Persönlichkeitseigenschaften gerechnet werden muss. Empirische Untersuchungen zeigen jedoch, dass Persönlichkeitsstörungen durch Kliniker markant unterdiagnostiziert werden (Zimmerman et al. 2005). Tyrer und Kollegen (Tyrer et al. 2015) schätzen, dass Persönlichkeitsstörungen bei weniger als 5 % aller Hospitalisierungen diagnostiziert werden, und beanstanden, dass die Störung demzufolge in der psychiatrischen Versorgung oftmals übersehen wird.

1.2 Ziele

Das Epidemiologie-Projekt im ZInEP verfolgte als Hauptziel, umfassende Informationen zu psychischer Gesundheit und psychischen Beschwerden/Störungen in der Zürcher Bevölkerung zusammenzutragen. Dazu gehören Syndrome und Symptome unterhalb der Diagnoseschwelle, d. h. auf dem ganzen Kontinuum, ebenso wie Komorbiditätspatterns, psychosoziale Risiko-, Trigger- und protektive Faktoren, Belastungen und Attributionen.

Das Themenspektrum wurde erweitert durch den Einbezug von Persönlichkeitsstörungen, die Erfassung von Einstellungen, Stigmatisierung und deren verhaltensseitigen Konsequenzen sowie weitere Fragestellungen bezüglich der Inanspruchnahme von Gesundheitsdienstleistungen und deren Determinanten: subjektive Motive und Hindernisse wie (Selbst-)Stigmatisierung, wahrgenommene Verfügbarkeit von Dienstleistungen sowie frühere Erfahrungen mit dem Versorgungssystem. Einen weiteren Bereich erschloss das Epidemiologie-Projekt mit dem Einbezug biologischer Stress-Parameter wie Allostatic Load sowie NIRS- und EEG-Messungen im Zentrum für Neuro- und Soziophysiologie (NIRS: near infrared spectroscopy, EEG: Elektroenzephalographie).

1.3 Studiendesign

Die Studienanlage lehnte sich an die bekannte Zürich-Studie von Jules Angst an (Ajdacic-Gross et al. 2014). Sie enthält vier Teile (▶ Abb. 1.1). Zuerst wurden per Zufallsziehung ca. 10.000 Männer und Frauen aus der schweizerischen Bevölkerung des Kantons Zürich ausgewählt und telefonisch befragt. Die Altersstruktur wurde mit den sechs Altersstufen abgeglichen, zu welchen die Interviews der Zürich-Studie erfolgt waren, um einen direkten Quervergleich zu ermöglichen (▶ Abb. 1.2). Das telefonische Screening-Interview beinhaltete Fragen zum seelischen und körperlichen Befinden und zu spezifischen Belastungen

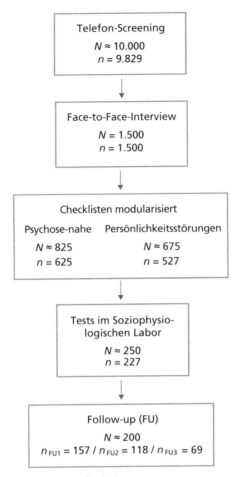

Abb. 1.1: Design des ZInEP Epidemiologie-Surveys

und Einstellungen. Als Hauptinstrument wurde die Symptom Checklist 27 (SCL-27, Hardt et al. 2004) eingesetzt.

Aus dieser Stichprobe wurde im zweiten Schritt eine kleinere, geschichtete Stichprobe von 1.500 Personen gebildet, welche im Anschluss an das Telefongespräch zu einem persönlichen Interview (Face-to-Face-Interview) eingeladen wurde. Die Schichtung erfolgte anhand der Scores des SCL-27, dies mit einer Unterteilung in drei Fünftel Probanden mit einem Score im obersten Quartil und zwei Fünftel in den restlichen Quartilen. Bei Rückgewichtung bzw. Aufhebung der Schichtung entspricht dies einem Sample von 3.600 Probanden. Für das Face-to-Face-Interview wurde eine abgewandelte Version des SPIKE, des Hauptinstruments der Zürich-Studie verwendet – auch dies mit dem Ziel, Vergleichbarkeit zu den Ergebnissen der Zürich-Studie zu ermöglichen. Zusätzlich zum Face-to-Face-Interview wurde den Teilnehmerinnen und Teilnehmern ein Satz von Fragebögen und Checklisten zum Ausfüllen gegeben. Dabei wurden

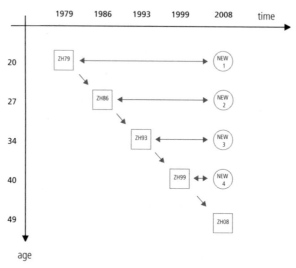

Abb. 1.2: Schematisches Modell der ZInEP-Substichproben gegenübergestellt den Interviews der Zürich-Studie

einzelne Themen (Persönlichkeitsstörungen, psychose-nahe Skalen) modular, d. h., in Subgruppen unterteilt, abgefragt, um die zeitliche Belastung für die Probanden zu mindern.

Den dritten Teil der Studie bestritt eine Subgruppe von etwas über 200 Teilnehmerinnen und Teilnehmern, die bereits die ersten beiden Studienteile durchlaufen hatten. Gegenstand dieses Studienteils waren Tests im Soziophysiologischen Labor, wo im Wesentlichen der Einfluss von Stress auf die Entwicklung von psychischen Beschwerden, insbesondere psychotischen Symptomen in der allgemeinen Bevölkerung erfasst wurde. Auch diese Stichprobe wurde stratifiziert, diesmal entlang von Quintilen auf zwei Psychotizismus-Skalen (Rössler et al. 2007). Neben computerbasierten Tests wurde eine Reihe von biologischen Messwerten erhoben, die mit den psychischen und körperlichen Auswirkungen von Stress in Zusammenhang stehen.

Schließlich wurden die Teilnehmer des dritten Studienteils eingeladen, zweimonatliche telefonische Follow-up-Interviews zu absolvieren. Dabei thematisiert wurden der Einfluss von Lebensereignissen auf psychische Beschwerden und die Stresswahrnehmung. Das Stresshormon Kortisol wurde anhand von Speichelproben erneut erfasst.

1.4 Ergebnisse: das Beispiel der Persönlichkeitsstörungen

Aus den bisher publizierten Ergebnissen werden im Folgenden Analysen und Resultate zum Thema Persönlichkeitsstörungen vorgestellt. Die Darstellung folgt der Differenzierung zwischen eher klinischen und vorwiegend konzeptuellen Aspekten.

1.4.1 Erfassung und Konzeptualisierung von Persönlichkeitsstörungen

Das operationale Konstrukt der Persönlichkeitsstörungen ist im Wandel und wird voraussichtlich mit dem bevorstehenden ICD-11 eine radikale Rekonzeptualisierung erfahren (Tyrer et al. 2015). Im Rahmen des ZInEP konnten wir einen wichtigen Beitrag zur Definition der Persönlichkeitsstörungen leisten, indem wir in einer Studie zur gemeinsamen Struktur normaler und pathologischer Persönlichkeit gleich mehrere wichtige Forschungsfragen untersucht haben (Hengartner et al. 2014b). Die Ergebnisse dieser Studie zeigen, dass mit 77 % gemeinsamer Varianz die Dimensionen der DSM-5 Persönlichkeitsstörungen und der normalen Big-Five-Persönlichkeitseigenschaften eine substantielle Überschneidung aufweisen. Die aus der Faktorenanalyse hervorgehende Faktorenstruktur replizierte frühere Befunde und bekräftigt somit die hierarchische Gliederung verschiedener Persönlichkeitsdomänen. Die Resultate zeigten, dass drei robuste Persönlichkeitsdomänen zuverlässig und sicher voneinander unterschieden werden können, namentlich negative Affektivität, soziale Distanziertheit und Aggressivität-Impulsivität. Zudem konnten wir aufzeigen, dass sich eine allgemeine Persönlichkeitsdysfunktion mit großer Sicherheit von spezifischen Persönlichkeitsmerkmalen unterscheiden lässt. Die konvergente und diskriminante Validität der allgemeinen Persönlichkeitsdysfunktion ließ sich auch in einer deskriptiven epidemiologischen Arbeit klar aufzeigen (Hengartner et al. 2014c). Dass normale Big-Five-Persönlichkeitsmerkmale und Dimensionen von Persönlichkeitsstörungen unterschiedliche Manifestationen der gleichen zugrundeliegenden Domänen darstellen, konnten wir zusätzlich durch deren konsistente Zusammenhänge mit Missbrauchserfahrungen in der Kindheit bekräftigen. Sowohl normale Persönlichkeitsmerkmale (Hengartner et al. 2015) als auch Persönlichkeitsstörungen (Hengartner et al. 2013a) waren konsistent und übereinstimmend mit Kindesmissbrauch, insbesondere emotionalem Missbrauch und Vernachlässigung, assoziiert. Stringente Evidenz für die klinische Nützlichkeit und die Konstruktvalidität der allgemeinen Persönlichkeitsdysfunktion konnten wir in einer weiteren Studie anhand der ausgeprägten Zusammenhänge mit psychopathologischer und psychosozialer Beeinträchtigung nachweisen (Hengartner et al. 2014c).

1.4.2 Klinisch bedeutsame Merkmale von Persönlichkeitsstörungen

Um die psychiatrische Versorgung und die Behandlungsplanung möglichst effektiv zu gestalten, ist Wissen über klinisch relevante Zusammenhänge unabdingbar. Dies ist die Kernaufgabe der psychiatrischen Epidemiologie und diesem wichtigen Forschungsfeld haben wir in unseren Studien Rechnung getragen. Bei der Untersuchung von Risiko- und protektiven Faktoren haben wir einen spezifischen Fokus auf Kindesmissbrauch gelegt, da die betroffenen Personen eine besonders anfällige und belastete Population darstellen (Hengartner et al. 2013b). In dieser Studie zeigte sich, dass insbesondere dysfunktionale Coping-Strategien mit Persönlichkeitsstörungen assoziiert sind, und dass deren Interaktion mit Kindesmissbrauch zu einer signifikant höheren Symptombelastung beiträgt. Dass zwischen pathologischer Persönlichkeit und retrospektiv erhobenen Missbrauchserfahrungen ein enger Zusammenhang besteht, hatten wir bereits in einer vorgängigen Studie nachgewiesen (Hengartner et al. 2013a). Der klinisch und gesundheitspolitisch interessante Befund dieser Studie war jedoch, dass insbesondere auch Verhaltensauffälligkeiten und Schikane in der Schule deutlich häufiger von betroffenen Studienteilnehmern berichtet wurden. Die Implikationen dieser Studie haben folglich auch für präventive Maßnahmen Gewicht.

In zwei weiteren sozialpsychiatrischen Arbeiten zeigten wir, dass Persönlichkeitsstörungen mit zahlreichen interpersonalen (Hengartner et al. 2014d) und beruflichen (Hengartner et al. 2014e) Beeinträchtigungen verbunden sind. Die klinische Implikation dieser Studien ist, dass Personen mit maladaptiven Persönlichkeitseigenschaften markante funktionale Defizite aufweisen, welche sich in Trennungen und Scheidungen, verringerter sozialer Unterstützung, schwerwiegenden Konflikten am Arbeitsplatz (Entlassungen oder Herabstufungen) und in Arbeitslosigkeit äußern. Diese Defizite müssten in der klinischen Praxis unbedingt berücksichtigt werden. Solche klinisch bedeutsamen sozialen Beeinträchtigungen und eine markant erhöhte psychopathologische Belastung fanden wir auch in einer Analyse zur allgemeinen Persönlichkeitsdysfunktion (Hengartner et al. 2014c). Ein Teil der Befunde mag sicherlich auf eine leicht reduzierte kognitive Leistungsfähigkeit und Defizite in Empathie und Gefühlswahrnehmung zurückzuführen sein, wie eine weitere Studie zeigte (Hengartner et al. 2014a). Auch den verringerten sozio-kognitiven Fähigkeiten von Patienten mit maladaptiver Persönlichkeit sollte in der klinischen Praxis zwingend Rechnung getragen werden.

1.5   Fazit und Ausblick

Ein Blick über die Grenzen der Disziplin offenbart ein enormes Verständnisdefizit des Gegenstandes in der Psychiatrie im Vergleich zu manchen anderen medizinischen Subdisziplinen. Einiges davon wurde in der Einleitung illustriert. Aufgrund der Heterogenität des Gegenstandes sind große Datensätze sowohl in Bevölkerungs- wie auch in klinischen Studien eine unabdingbare Notwendigkeit. Der Epidemiologie-Survey im ZInEP bietet als Beispiel dazu den aktuellen Rahmen. Die Entwicklungsmöglichkeiten der Forschung an epidemiologischen Daten aus großen Datensätzen wurden am konkreten Beispiel der Persönlichkeitsstörungen veranschaulicht.

Die Psychiatrie befindet sich bezüglich des Verständnisdefizits in bester Gesellschaft: Ausgerechnet diejenigen Krankheiten teilen dasselbe Schicksal, die selbst ein hohes Maß an Komplexität vergegenständlichen und zugleich in hohem Maß wechselseitig komorbid sind, etwa Autoimmun- und neurologische Krankheiten. Die biomedizinische Forschung scheint hier mit einem systemischen Problem zu kämpfen. Genauer gesagt: mit mehreren. Davon sind einige eher methodischer Natur, wie etwa die angeschnittenen Samplegrößen oder die ungenügenden statistischen Instrumente, um verflochtene Assoziationen und Wechselwirkungen auseinander zu dividieren. Andere Probleme sind methodologischer Natur und gehen tiefer. Dazu gehört die Frage, ob sich komplexe hierarchische Systeme voller Wechselbeziehungen überhaupt mit den gängigen biomedizinischen Bottom-up-Strategien sinnvoll beforschen lassen. Welches Schicksal wird etwa das Human Brain Project ereilen? Vieles spricht dafür, dass es vor allem ein teures Schicksal sein wird, währenddessen ein Wechsel zu Top-down-Strategien bei psychischen und Autoimmunkrankheiten angezeigt wäre. Damit sind Strategien gemeint, die die Komplexität des Gegenstandes von vorneherein berücksichtigen und in die Forschungsdesigns integrieren. Dies impliziert nicht nur große Datensätze, sondern auch Forschungsansätze, die die Komplexität reproduzieren und in Bezug stellen können, während einzelne Fragestellungen daraus behandelt werden. Die psychiatrische Epidemiologie ist in diesem Sinne mehr als ein Versprechen.

Literatur

Ajdacic-Gross V (2014) The prevention of mental disorders has a bright future. Front Public Health 2: 60.

Ajdacic-Gross V, Horvath S, Canjuga M, Gamma A, Angst J, Rössler W, Eich D (2006) How ubiquitous are physical and psychological complaints in young and middle adulthood? A longitudinal perspective. Soc Psychiatry Psychiatr Epidemiol 41: 881–888.

Ajdacic-Gross V, Müller M, Rodgers S, Warnke I, Hengartner MP, Landolt K, Hagenmuller F, Meier M, Tse LT, Aleksandrowicz A, Passardi M, Knöpfli D, Schönfelder H, Eisele J, Rüsch N, Haker H, Kawohl W, Rössler W (2014) The ZInEP epidemiology survey: Background, design and methods. Int J Methods Psychiatr Res 23: 451–468.

Althaus D, Hegerl U (2001) Evaluation suizidpräventiver Maßnahmen. Aktueller Forschungsstand und resultierende Implikationen. Nervenarzt 72: 677–684.

Althaus D, Niklewski G, Schmidtke A, Hegerl U (2007) Changes in the frequency of suicidal behaviour after a 2-year intervention campaign. Nervenarzt 78: 272–276, 278–280, 282.

Angst J, Dobler-Mikola A, Binder J (1984) The Zurich study – a prospective epidemiological study of depressive, neurotic and psychosomatic syndromes. I. Problem, methodology. Eur Arch Psychiatry Neurol Sci 234: 13–20.

Angst J, Gamma A, Ajdacic-Gross V, Eich D, Pezawas L, Rössler W (2005) Recurrent brief depression as an indicator of severe mood disorders. Bipolar disorders – mixed states, rapid cycling and atypical forms. Marneros A, Goodwin F. Cambridge, Cambridge University Press: 109–130.

Angst J, Gamma A, Baldwin DS, Ajdacic-Gross V, Rössler W (2009) The generalized anxiety spectrum: Prevalence, onset, course and outcome. Eur Arch Psychiatry Clin Neurosci 259: 37–45.

Angst J, Gamma A, Benazzi F, Ajdacic V, Eich D, Rössler W (2003a) Toward a re-definition of subthreshold bipolarity: Epidemiology and proposed criteria for bipolar-ii, minor bipolar disorders and hypomania. J Affect Disord 73: 133–146.

Angst J, Gamma A, Neuenschwander M, Ajdacic V, Eich D, Rössler W (2003b) Syndromspektren im Längsschnitt: Angst, Depression, Hypomanie und Alkohol. Psychopathologie im Längsschnitt – Methoden, Analyse, Bewertung. Soyka M, Möller H-J, Wittchen H-U. Landsberg/Lech, ecomed verlagsgesellschaft AG & Co. KG.

Bateman AW, Gunderson J, Mulder R (2015) Treatment of personality disorder. Lancet 385: 735–743.

Beckwith H, Moran PF, Reilly J (2014) Personality disorder prevalence in psychiatric outpatients: A systematic literature review. Personal Ment Health 8: 91–101.

Berk M, Williams LJ, Jacka FN, O'Neil A, Pasco JA, Moylan S, Allen NB, Stuart AL, Hayley AC, Byrne ML, Maes M (2013) So depression is an inflammatory disease, but where does the inflammation come from? BMC Med 11: 200.

Bijl RV, van Zessen G, Ravelli A, de Rijk C, Langendoen Y (1998) The Netherlands mental health survey and incidence study (NEMESIS): Objectives and design. Soc Psychiatry Psychiatr Epidemiol 33: 581–586.

Burns T, Eichenberger A, Eich D, Ajdacic-Gross V, Angst J, Rössler W (2003) Which individuals with affective symptoms seek help? Results from the Zurich epidemiological study. Acta Psychiatr Scand 108: 419–426.

Eaton NR, Rodriguez-Seijas C, Carragher N, Krueger RF (2015) Transdiagnostic factors of psychopathology and substance use disorders: A review. Soc Psychiatry Psychiatr Epidemiol 50: 171–182.

Frances A (2013) Saving normal. New York: Harper Collins.

Frances AJ, Widiger T (2012) Psychiatric diagnosis: Lessons from the dsm-iv past and cautions for the dsm-5 future. Annu Rev Clin Psychol 8: 109–130.

Hardt J, Egle UT, Kappis B, Hessel A, Brähler E (2004) Symptom Checklist SCL-27]. Psychother Psychosom Med Psychol 54: 214–223.

Hengartner MP (2015) The detrimental impact of maladaptive personality on public mental health: A challenge for psychiatric practice. Front Psychiatry 6: 1–7.

Hengartner MP, Ajdacic-Gross V, Rodgers S, Müller M, Haker H, Rössler W (2014a) Fluid intelligence and empathy in association with personality disorder trait-scores: Exploring the link. Eur Arch Psychiatry Clin Neurosci 264: 441–448.

Hengartner MP, Ajdacic-Gross V, Rodgers S, Muller M, Rössler W (2013a) Childhood adversity in association with personality disorder dimensions: New findings in an old debate. Eur Psychiatry 28: 476–482.

Hengartner MP, Ajdacic-Gross V, Rodgers S, Müller M, Rössler W (2014b) The joint structure of normal and pathological personality: Further evidence for a dimensional model. Compr Psychiatry 55: 667–674.

Hengartner MP, Cohen LJ, Rodgers S, Müller M, Rössler W, Ajdacic-Gross V (2015) Association between childhood maltreatment and normal adult personality traits: Exploration of an understudied field. J Pers Disord 29: 1–14.

Hengartner MP, De Fruyt F, Rodgers S, Müller M, Rössler W, Ajdacic-Gross V (2014c) An integrative examination of general personality dysfunction in a large community sample. Personal Ment Health 8: 276–289.

Hengartner MP, Müller M, Rodgers S, Rössler W, Ajdacic-Gross V (2013b) Can protective factors moderate the detrimental effects of child maltreatment on personality functioning? J Psychiatr Res 47: 1180–1186.

Hengartner MP, Müller M, Rodgers S, Rössler W, Ajdacic-Gross V (2014d) Interpersonal functioning deficits in association with dsm-iv personality disorder dimensions. Soc Psychiatry Psychiatr Epidemiol 49: 317–325.

Hengartner MP, Müller M, Rodgers S, Rössler W, Ajdacic-Gross V (2014e) Occupational functioning and work impairment in association with personality disorder trait-scores. Soc Psychiatry Psychiatr Epidemiol 49: 327–335.

Hepp U, Ring M, Frei A, Rössler W, Schnyder U, Ajdacic-Gross V (2010) Suicide trends diverge by method: Swiss suicide rates 1969–2005. Eur Psychiatry 25: 129–135.

Hollon SD, Thase ME, Markowitz JC (2002) Treatment and prevention of depression. Psychological Science: 39–77.

Jacobi F, Wittchen HU, Holting C, Sommer S, Lieb R, Hofler M, Pfister H (2002) Estimating the prevalence of mental and somatic disorders in the community: Aims and methods of the german national health interview and examination survey. Int J Methods Psychiatr Res 11: 1–18.

Jenkins R, Bebbington P, Brugha TS, Farrell M, Lewis G, Meltzer H (1998) British psychiatric morbidity survey. Br J Psychiatry 173: 4–7.

Kendler KS, Zachar P, Craver C (2011) What kinds of things are psychiatric disorders? Psychol Med 41: 1143–1150.

Kessler RC, Angermeyer M, Anthony JC, R DEG, Demyttenaere K, Gasquet I, G DEG, Gluzman S, Gureje O, Haro JM, Kawakami N, Karam A, Levinson D, Medina Mora ME, Oakley Browne MA, Posada-Villa J, Stein DJ, Adley Tsang CH, Aguilar-Gaxiola S, Alonso J, Lee S, Heeringa S, Pennell BE, Berglund P, Gruber MJ, Petukhova M, Chatterji S, Ustun TB (2007) Lifetime prevalence and age-of-onset distributions of mental disorders in the world health organization's world mental health survey initiative. World Psychiatry 6: 168–176.

Kessler RC, Chiu WT, Demler O, Merikangas KR, Walters EE (2005) Prevalence, severity, and comorbidity of 12-month dsm-iv disorders in the national comorbidity survey replication. Arch Gen Psychiatry 62: 617–627.

Kessler RC, McGonagle KA, Zhao S, Nelson CB, Hughes M, Eshleman S, Wittchen HU, Kendler KS (1994) Lifetime and 12-month prevalence of dsm-iii-r psychiatric disorders in the united states: Results from the national comorbidity survey. Arch Gen Psychiatry 51: 8–19.

Kessler RC, Ormel J, Petukhova M, McLaughlin KA, Green JG, Russo LJ, Stein DJ, Zaslavsky AM, Aguilar-Gaxiola S, Alonso J, Andrade L, Benjet C, de Girolamo G, de Graaf R, Demyttenaere K, Fayyad J, Haro JM, Hu C, Karam A, Lee S, Lepine JP, Matchsinger H, Mihaescu-Pintia C, Posada-Villa J, Sagar R, Ustun TB (2011) Development of lifetime comorbidity in the world health organization world mental health surveys. Arch Gen Psychiatry 68: 90–100.

Krueger RF, Eaton NR (2010) Personality traits and the classification of mental disorders: Toward a more complete integration in dsm-5 and an empirical model of psychopathology. Personal Disord 1: 97–118.

Newton-Howes G, Clark LA, Chanen A (2015) Personality disorder across the life course. Lancet 385: 727–734.

Preisig M, Waeber G, Vollenweider P, Bovet P, Rothen S, Vandeleur C, Guex P, Middleton L, Waterworth D, Mooser V, Tozzi F, Muglia P (2009) The PsyCoLaus study: Methodology and characteristics of the sample of a population-based survey on psychiatric disorders and their association with genetic and cardiovascular risk factors. BMC Psychiatry 9: 9.

Regier DA, Kaelber CT (1995) The epidemiologic catchment area (eca) program: Studying the prevalence and incidence of psychopathology. Textbook in psychiatric epidemiology. Tsuang MT, Tohen M, Zahner GEP. New York, John Wiley & Sons: 135–155.

Rössler W (2013) What is normal? The impact of psychiatric classification on mental health practice and research. Front Public Health 1: 68.

Rössler W, Riecher-Rössler A, Angst J, Murray R, Gamma A, Eich D, van Os J, Ajdacic-Gross V (2007) Psychotic experiences in the general population: A twenty-year prospective community study. Schizophr Res 92: 1–14.

Rüsch N, Müller M, Ajdacic-Gross V, Rodgers S, Corrigan PW, Rössler W (2014) Shame, perceived knowledge and satisfaction associated with mental health as predictors of attitude patterns towards help-seeking. Epidemiol Psychiatr Sci 23: 177–187.

Samuels J (2011) Personality disorders: Epidemiology and public health issues. Int Rev Psychiatry 23: 223–233.

Tyrer P (2008) Personality disorder and public mental health. Clin Med 8: 423–427.

Tyrer P, Reed GM, Crawford MJ (2015) Classification, assessment, prevalence, and effect of personality disorder. Lancet 385: 717–726.

Verheul R, Herbrink M (2007) The efficacy of various modalities of psychotherapy for personality disorders: A systematic review of the evidence and clinical recommendations. Int Rev Psychiatry 19: 25–38.

Wacker HR (1995) Angst und Depression. Eine epidemiologische Untersuchung. Bern: Huber.

Wang PS, Aguilar-Gaxiola S, Alonso J, Angermeyer MC, Borges G, Bromet EJ, Bruffaerts R, de Girolamo G, de Graaf R, Gureje O, Haro JM, Karam EG, Kessler RC, Kovess V, Lane MC, Lee S, Levinson D, Ono Y, Petukhova M, Posada-Villa J, Seedat S, Wells JE (2007) Use of mental health services for anxiety, mood, and substance disorders in 17 countries in the who world mental health surveys. Lancet 370: 841–850.

Wittchen HU, Perkonigg A, Lachner G, Nelson CB (1998) Early developmental stages of psychopathology study (edsp): Objectives and design. Eur Addict Res 4: 18–27.

Zimmerman M, Rothschild L, Chelminski I (2005) The prevalence of dsm-iv personality disorders in psychiatric outpatients. Am J Psychiatry 162: 1911–1918.

2 Früherkennung psychotischer und bipolarer Störungen: erste Ergebnisse und ihre Bedeutung für die klinische Praxis

Karsten Heekeren, Anastasia Theodoridou und Wulf Rössler

Die Prävention psychischer Erkrankungen ist eines der primären Ziele der Weltgesundheitsorganisation (WHO). Bereits im Jahr 2004 wurden die psychotischen Erkrankungen als eine Störungsgruppe ausgewählt, für die sich nach Einschätzung der WHO erfolgversprechende Präventionsprogramme erstellen lassen (WHO 2004). Eine Prävention psychotischer Erkrankungen ist insbesondere aufgrund der ausgeprägten Krankheitsfolgen relevant. So gehen Psychosen häufig mit einem andauernden Verlust an Lebensqualität und Alltagsfunktion für die Betroffenen einher (Mueser und McGurk 2004). Die Lebenserwartung von Patienten, die an einer schizophrenen Psychose erkrankt sind, ist um etwa 10 Jahre verkürzt. Die Folgen der Erkrankung betreffen nicht nur das erkrankte Individuum, sondern in nicht zu vernachlässigender Art und Weise auch das engere soziale Umfeld. Auch von der gesundheitsökonomischen Seite betrachtet gehören schizophrene Erkrankungen in den industrialisierten Ländern mit einem Anteil von etwa zwei Prozent an den Gesundheitskosten zu den teuersten psychiatrischen Erkrankungen (Rössler et al. 2005). Im Vergleich zu anderen psychischen Erkrankungen haben psychotische Erkrankungen mit 1,2 % eine relativ niedrige Prävalenz (Wittchen et al. 2011). Primärpräventive Maßnahmen erscheinen daher nicht besonders geeignet, da sie sich auch an viele nichtbetroffene Personen richten würden. Ein Ansatzpunkt für eine gezielte oder indizierte Prävention ist jedoch das Auftreten einer sogenannten Prodromalphase bei psychotischen Erkrankungen. Die Mehrzahl der Betroffenen, die später an einer manifesten schizophrenen Psychose erkranken, durchläuft zunächst eine oft mehrmonatige Prodromalphase, in der bereits einzelne, zum Teil unspezifische Symptome auftreten.

2.1 Früherkennung von Psychosen als indizierte Prävention

In der Prodromalphase wird unterschieden zwischen a) dem Zeitraum vom Beginn der ersten unspezifischen Anzeichen einer psychischen Erkrankung bis zur antipsychotischen Behandlung (*duration of untreated illness* = DUI) und b) dem Zeitraum vom Auftreten erster Positivsymptome einer Psychose bis zur antipsychotischen Behandlung (*duration of untreated psychosis* = DUP) (McGlashan et al. 1996). Mehrere Untersuchungen haben ergeben, dass durch die Verkürzung der DUP (Marshall et al. 2005) und wahrscheinlich auch durch die Verkürzung der DUI (Häfner et al. 2003; Keshavan et al. 2003) die Prognose der Schizophrenie verbessert werden kann.

In den meisten Studien korrelierte die Dauer der unbehandelten Psychose mit Indikatoren eines ungünstigen Krankheitsverlaufs. So ist ein verzögerter Behandlungsbeginn nach Erkenntnis verschiedener Autoren mit einer verzögerten Remission der Symptome (Edwards et al. 1998; McGorry et al. 2000), einer Verlängerung der stationären Behandlungsbedürftigkeit sowie einer Erhöhung des Rückfallrisikos (Helgason 1990), einer Minderung des globalen Funktionsniveaus (Black et al. 2001), einer höheren Belastung der Familie (Larsen et al. 2001), einem erhöhten Depressions- und Suizidrisiko (Addington, Addington und Patten 1998) und deutlich erhöhten Behandlungskosten (Yung und McGorry 1997) assoziiert. Ein früher Behandlungsbeginn hingegen ermöglicht ein besseres Ansprechen auf die Behandlung, eine Verhinderung von Behandlungsresistenz, den Einsatz von weniger Neuroleptika, eine Verringerung des sozialen Abstiegs durch einen weniger ausgeprägten Verlust von sozialen Fertigkeiten, weniger Rückfälle und letztlich eine höhere Lebensqualität (McGlashan et al. 1996; McGorry et al. 2000; Harrigan et al. 2003).

Neben dem Aufbau geeigneter Angebote für eine Früherkennung und Frühbehandlung muss auch gewährleistet sein, dass die betroffenen Personen einen Zugang zu diesen Angeboten finden. Hier kann durch eine gute Öffentlichkeitsarbeit eine nachhaltige Verbesserung in der Versorgung erreicht werden. Beeindruckend ist ein Beispiel aus Norwegen: Dort lag in der Provinz Rogaland die DUP bei ca. 114 Wochen, nach Einführung eines Früherkennungsprogramms sank die DUP auf ca. 25 Wochen ab (Larsen et al. 2001), später in Kombination mit dem Angebot von niederschwelligen Anlaufstellen konnte sie sogar auf 5 Wochen reduziert werden (Joa et al. 2008). Intensive Öffentlichkeitsarbeit scheint dabei ein notwendiger Teil eines Angebotes für Früherkennung von Psychosen zu sein. Während des Aussetzens der Öffentlichkeitskampagne in Norwegen stieg die DUP wieder auf 15 Wochen an (ebd.).

Auch wenn mittlerweile mehrere Risikofaktoren der schizophrenen Psychose, wie z. B. pränatale Infektionen, Komplikationen bei der Geburt, städtisches Wohngebiet und Migration, empirisch gesichert sind (Tandon et al. 2008), ist die Vorhersagekraft einzelner Risikofaktoren für eine individuelle Risikoeinschätzung zu gering. Eine indizierte Prävention stützt sich daher bisher vor allem auf die psychopathologischen Risikosymptome (▶ Kap. 1.2.1).

Für die Transition, den Übergang vom Risikozustand in eine manifesten Psychose, gibt es mehrere signifikante Prädiktoren wie niedriges Funktionsniveau, lange Symptomdauer, Depressionssymptome und reduzierte Aufmerksamkeitsleistung oder auch das Auftreten von Psychoseerkrankungen in der Familienanamnese in Kombination mit einem Absinken des Funktionsniveaus und dem zusätzlichen Auftreten unterschwelliger psychotischer Symptome (Yung et al. 2004). Das frühe Auftreten von psychotischen Symptomen, speziell vor dem 18. Lebensjahr, innerhalb der Gruppe von Hochrisikopatienten für eine nichtaffektive Psychose ist ebenfalls ein starker Prädiktor für die Transition in die manifeste Erkrankung (Amminger et al. 2006). Bei der Abwägung des Einsatzes von Interventionen muss beachtet werden, dass Personen im Risikozustand für eine Psychose nach einer Metaanalyse ein Risiko von etwa 32 % für den Übergang in eine manifeste schizophrene Erkrankung innerhalb der nächsten drei Jahre haben (Fusar-Poli et al. 2012). Bei einer Intervention würden daher etwa zwei Drittel der Risikopersonen behandelt, obwohl sie im Verlauf gar nicht an einer manifesten Schizophrenie erkranken würden.

Auch wenn eine Person die Risikokriterien erfüllt, wird eine antipsychotische Medikation derzeit nicht generell empfohlen, da die aktuelle Studienlage im Vergleich zu anderen weniger nebenwirkungsbehafteten Behandlungen keinen Vorteil für die antipsychotische Behandlung zeigt (Yung et al. 2012). Neben der Verhinderung einer Manifestation der Erkrankung wird heutzutage jedoch auch eine Reduktion der bei den Risikopersonen bestehenden aktuellen Beschwerden und Symptome angestrebt. Im individuellen Fall kann der Einsatz von Antipsychotika daher gerechtfertigt sein, wenn er zu einer Reduktion der Symptombelastung führt. Konsens ist, dass Personen im Risikozustand generell eine supportive Therapie mit Fokussierung auf ihre aktuellen individuellen Bedürfnisse erhalten sollten. Darüber hinaus wird der Einsatz kognitiver Therapieverfahren und von Omega-3-Fettsäuren als hilfreich bewertet (ebd.).

Die dem Zusammenhang zwischen DUP und Krankheitsausgang zugrunde liegenden Kausalitäten werden bislang nur ansatzweise verstanden. In einer Cochrane-Analyse bzgl. der Frühintervention bei Psychosen sind Marshall und Rathborne (2006) zu dem Schluss gekommen, dass es, bei substantiellem internationalem Interesse an der Frühintervention, dringend weiterer abgestimmter wissenschaftlicher Untersuchungen bedarf. Dies gilt umso mehr, als Früherkennung und Frühbehandlung in den letzten Jahren eine diagnostische Ausweitung hin zu bipolaren Störungen erlebt hat. Das hat zum einen damit zu tun, dass in den Frühstadien einer psychotischen Erkrankung sehr häufig unspezifische affektive Symptome angetroffen werden (z. B. Salokangas et al. 2007; Yung et al. 2007), die keine Schlussfolgerungen bezüglich des weiteren symptomatischen Verlauf hin zu einer psychotischen Störung erlauben. Zum anderen bestehen neben genetischen auch eine Reihe psychopathologischer Gemeinsamkeiten wie auch Ähnlichkeiten den Verlauf der Störung betreffend mit einem hohen Anteil an funktionalen Beeinträchtigungen (Correll et al. 2007). Für die Transitionsrate in eine affektive Psychose wurden von Amminger und Kollegen (2006) ein tiefes globales Funktionsniveau sowie hohe Werte bei Depressivität und Negativsymptomen als signifikante Prädiktoren gefunden.

2.2 Die Zürcher Früherkennungsstudie

Wie eingangs bereits erwähnt, stützte sich die Früherkennung von Psychosen zum Zeitpunkt der Planung der Zürcher Früherkennungsstudie vornehmlich auf psychopathologische Symptome. Die Studie wurde daher mit der Zielsetzung konzipiert, neuropsychologische, soziophysiologische und neurobiologische Veränderungen im Erkrankungsverlauf zu identifizieren – einerseits, um bei bestehenden ersten Symptomen, die keine eindeutige psychopathologische Zuordnung erlauben, zwischen dem schizophrenen Erkrankungsspektrum und der bipolaren Störung zu differenzieren, und andererseits, um das individuelle Risiko eines Übergangs in eine manifeste Erkrankung besser vorhersagen zu können.

Im Rahmen der Studie wurden ein zentrales und vier regionale Früherkennungszentren im Kanton Zürich aufgebaut. Die Zuweisung in die Früherkennungssprechstunde konnte durch die Betroffenen selbst oder durch professionelle Behandler und Beratungsstellen erfolgen. In einem ersten Schritt wurde das Programm bei allen Einrichtungen und Diensten, die für die Betroffenen als erste Anlaufstellen genutzt werden könnten, vorgestellt. Dies waren neben Hausärzten, Schulen und Beratungsstellen insbesondere auch Psychiater und Psychotherapeuten, von denen gemäß den Erfahrungen im deutschen Sprachraum (Schulze-Lutter et al. 2009) der größte und hinsichtlich der Spezifität zutreffendste Anteil der Zuweisungen zu erwarten war. In einer primär an potentielle Zuweiser gerichteten Öffentlichkeitskampagne wurde auf das in dieser Form neue Angebot und insbesondere auf den Einbezug bipolarer Erkrankungen hingewiesen. Auf einer Website und durch eine an Betroffene gerichtete Broschüre wurde daneben auch zu Selbstzuweisungen und Anmeldungen durch Angehörige ermutigt.

Der Einschluss in die Studie erfolgte in einem mehrstufigen Prozess (▶ Abb. 2.1). Nach einem Screening, welches auch telefonisch über die kostenlose Helpline erfolgen konnte, fand ein Erstgespräch in einem der vier regionalen Früherkennungszentren statt. Hierbei wurden der psychopathologische Befund und das Funktionsniveau durch in der Früherkennung geschulte Ärzte und Psychologen erhoben. Im nächsten Schritt wurden Personen mit vorhandenen Risikokriterien den drei Risikogruppen zugeordnet. Sowohl kriterien-negative als auch bereits manifest erkrankte Personen wurden im Rahmen der Studie nicht weiter verfolgt. Personen mit bestehenden Symptomen wurden in eine geeignete medizinische Weiterversorgung vermittelt. Bei den Studienteilnehmern mit vorhandenem Risikoprofil erfolgten weitere Untersuchungen (Neuropsychologie, Neuro- und Soziophysiologie, MRT und Genetik) im zentralen Früherkennungszentrum. Alle Probanden erhielten nach Abschluss der Untersuchungen ein weiteres Gespräch, in dem die einzelnen Befunde und die individuelle Bedeutung des Risikoprofils umfangreich erläutert wurden. Nach 6, 12, 24 und 36 Monaten erfolgten Wiederholungsuntersuchungen, um den weiteren Verlauf der Symptomatik bei den eingeschlossenen Teilnehmern beobachten zu können.

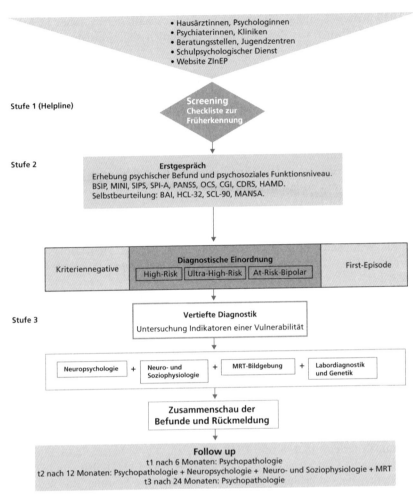

Abb. 2.1: Studienablauf

2.2.1 Risikosample

Zur Charakterisierung eines erhöhten Psychoserisikos wurden zwei bereits gut etablierte Ansätze verfolgt, das Basissymptom-Konzept (BS-Konzept) und das ursprünglich in Melbourne von McGorry und Yung entwickelte *Ultra-high-risk*-Konzept (UHR-Konzept). Bei den Basissymptomen handelt es sich um subjektiv erlebte Störungen des Antriebs, des Affekts, der Denk- und Sprachprozesse, der Wahrnehmung, der Propriozeption, der Motorik und der zentralvegetativen Funktionen. Insbesondere zwei Basissymptomgruppen, die kognitiv-perzeptive (COPER; mindestens eines der zehn kognitiv-perzeptiven Symptome) und die kognitive Gruppe (COGDIS; mindestens zwei der neun kognitiven Störungen) erwiesen sich dabei als prädiktiv für einen späteren Übergang in eine manifeste Psychose.

Die UHR-Kriterien, anhand derer das Risiko innerhalb der nächsten 12 Monate für den Ausbruch der Psychose beurteilt werden soll, wurden in drei Kriterien-Gruppen eingeteilt.

1. Attenuierte psychotische Symptome (APS) – Beziehungsideen, eigentümliche Vorstellungen/magisches Denken, ungewöhnliche Wahrnehmungserlebnisse, eigenartige Denk- und Sprechweise, paranoide Ideen;
2. Kurzzeitige spontan remittierende psychotische Symptome (*brief limited intermittent psychotic symptoms* = BLIPS) – Halluzinationen, Wahn, formale Denkstörungen;
3. State-Trait-Kriterium – familiäre Belastung oder schizotypische Persönlichkeitsstörung und Abfall des globalen Funktionsniveaus größer 30 % innerhalb des letzten Jahres.

Als dritter Ansatz wurden für die Ermittlung des Risikos für eine bipolare Störung die hypomanen und depressiven Symptome erfasst. Dies erfolgte mit der *Hypomania Checklist* (score ≥ 14) und der *Hamilton Depression Scale* (HAMD, score ≥ 12).

In der ZInEP-Studie wurde neben der üblichen Definition des Übergangs – Vorliegen voll ausgeprägter psychotischer Symptome für mehr als eine Woche – zusätzlich die manifeste Erkrankung nach den ICD-10-Kriterien erfasst (detailliertes Studienprotokoll s. auch Theodoridou et al. 2014).

Im Verlauf von 28 Monaten konnten 305 Probanden (Alter 13–35 Jahre) bezüglich ihres Risikos für eine schizophrene oder bipolare Störung untersucht werden. Hiervon konnten 221 Probanden mit vorhandenen Risikokriterien für eine schizophrene oder bipolare Störung in die prospektive Longitudinalstudie eingeschlossen werden. 133 (60,2 %) von den 221 Probanden waren männlich. Das mittlere Alter war 21 Jahre (Median 20 Jahre). 36,7 % erfüllten die Basissymptom-Kriterien, 48,4 % die UHR-Kriterien, 12 % hatten ≥ 14 Punkte in der Hypomania Checkliste oder ≥ 12 Punkte in der HAMD-Skala und erfüllten die Kriterien für ein erhöhtes Risiko für eine bipolare Störung. 28 % der Studienprobanden erfüllten nur ein Einschlusskriterium, 43,8 % erfüllten zwei und 28,1 % erfüllten alle drei Einschlusskriterien.

2.2.2 Erste Ergebnisse

Im Folgenden sollen exemplarisch erste Ergebnisse der Früherkennungsstudie aus den Bereichen der funktionellen Bildgebung und der Neuropsychologie dargestellt werden. Für die Ergebnisse der sozio- und neurophysiologischen Untersuchungen wird auf das Kapitel 6 und für die Untersuchungen zur Stigmatisierung bei Personen im Risikozustand für eine Psychose auf das Kapitel 7 verwiesen.

Veränderungen der Hirnaktivität

Bei der funktionellen Magnetresonanztomographie (fMRT) wird die jeweilige Hirnaktivität anhand der Blutoxygenierung dargestellt. Im Ruhezustand, z. B.

wenn der Proband im MRT-Scanner keine spezifischen Aufgaben erfüllen muss, werden vor allem der posteriore cinguläre Cortex, der mediale präfrontale Cortex und der laterale inferiore parietale Cortex aktiviert. Diese Ruheaktivierung wird als *default mode network* (DMN) bezeichnet. Wird vom Probanden eine gerichtete Aufmerksamkeitsleistung gebracht, indem z. B. eine Aufgabe bearbeitet wird, kommt es zu einer Zunahme der Aktivierung im dorsolateralen präfrontalen Cortex und im posterioren parietalen Cortex. Diese Aktivierung wird als *task positive network* (TPN) bezeichnet. Bei gesunden Probanden sind diese beiden Netzwerke antikorreliert, d. h., bei Aktivierung des TPN wird das DMN herunterreguliert, und umgekehrt wird das DMN wieder aktiviert, wenn die Aktivität im TPN abnimmt. Es wird angenommen, dass diese Antikorrelation den Wechsel zwischen der Beschäftigung mit internen und externen Informationen widerspiegelt.

Im Rahmen unserer Früherkennungsstudie konnten wir 47 Risikopersonen und 29 gematchte gesunde Kontrollpersonen im fMRT untersuchen. Hierbei zeigte sich, dass nur die gesunden Kontrollpersonen eine Antikorrelation zwischen DMN und TPN aufwiesen (▶ **Abb. 2.2**). Die fehlende Antikorrelation bei den Risikopersonen war darüber hinaus mit einem schlechten Abschneiden in der kognitiven Testung verknüpft. Die gestörte Interaktion der Netzwerke trägt vermutlich dazu bei, dass die Betroffenen schlechter zwischen ihrer Innenwelt und ihrer äußeren Umgebung unterscheiden können. Möglicherweise liegt hierin auch eine neurobiologische Grundlage psychotischer Wahrnehmungsveränderungen (Wotruba et al. 2014).

Neuropsychologische Auffälligkeiten

Eine Vielzahl von Studien belegt, dass Störungen der kognitiven Funktionen zu den Kernsymptomen der schizophrenen Psychosen gehören (Fioravanti et al. 2005; Schaefer et al. 2013). Im Rahmen unserer Früherkennungsstudie sind wir einerseits der Frage nachgegangen, welche neuropsychologischen Beeinträchtigungen bereits im Risikozustand bestehen und inwiefern sich die drei Risikogruppen in ihrem neuropsychologischen Profil unterscheiden. Andererseits sollte durch die Verlaufsuntersuchung nach einem Jahr die Frage beantwortet werden, wie sich die neuropsychologischen Defizite nach dem Übergang in die manifeste Erkrankung weiter entwickeln. Zum Zeitpunkt des Einschlusses in die Zürcher Früherkennungsstudie konnten 207 Risikopersonen und 50 gesunde Kontrollpersonen umfangreich neuropsychologisch untersucht werden. In einer Faktorenanalyse wurden die einzelnen neuropsychologischen Variablen fünf funktionellen Domänen (Arbeitstempo, Aufmerksamkeit, Flüssigkeit, Lernen/Gedächtnis und Arbeitsgedächtnis) zugeordnet. Die Personen mit einem Risiko für eine bipolare Störung ($n = 30$) unterschieden sich in allen fünf Domänen nicht von den gesunden Kontrollen. Innerhalb der beiden Risikogruppen für eine schizophrene Psychose trennte der Faktor Arbeitstempo am besten zwischen den Personen, die nur Basissymptome hatten, und denen mit einem Ultra-high-risk-Zustand. Der stärkste Prädiktor für einen späteren Übergang in

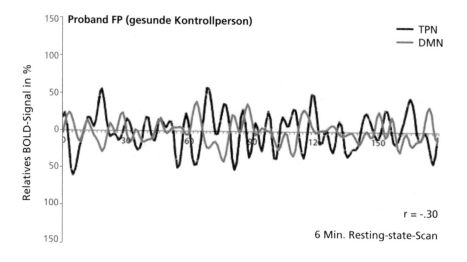

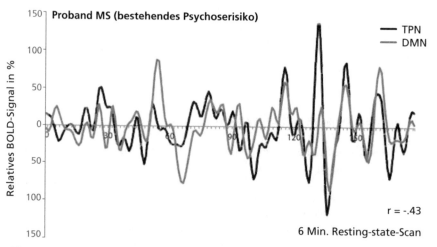

Abb. 2.2: DMN- und TPN-Netzwerkaktivität. Antikorrelation bei einer gesunden Kontrollperson und verstärkte Kopplung bei einer Person im Risikozustand für eine Psychose.

eine manifeste schizophrene Erkrankung waren deutliche Einbußen im Bereich Lernen und Gedächtnis (Metzler et al. 2014).

Ein Jahr nach dem Einschluss in die Studie konnte bei 86 Risikopersonen eine komplette Wiederholung der neuropsychologischen Testung durchgeführt werden. Interessanterweise zeigten die Personen, die keine manifeste Schizophrenie entwickelt hatten, eine deutliche Besserung der kognitiven Funktionen, während sich bei den Personen mit Übergang in die Erkrankung keine Änderung der bereits bei der ersten Untersuchung eingeschränkten kognitiven Leis-

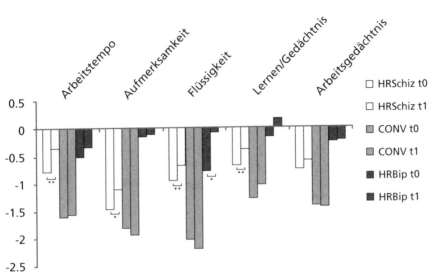

Abb. 2.3: Z-Werte der fünf kognitiven Domänen. Linker Balken = Eingangsuntersuchung (t0), rechter Balken = Verlaufsuntersuchung nach einem Jahr (t1). HRSchiz = Risiko für schizophrene Psychose, CONV = Übergang in manifeste Schizophrenie, HRBip = Risiko für bipolare Störung.

tungsfähigkeit zeigte (▶ **Abb. 2.3**). Die fehlende Besserung bei den Übergängen könnte darauf zurückzuführen sein, dass wiederholungsbedingte Übungseffekte durch eine weitere Verschlechterung der kognitiven Funktionen aufgehoben werden. Möglicherweise sind die Betroffenen aber auch erkrankungsbedingt gar nicht in der Lage, von Übungseffekten zu profitieren. Insgesamt zeigen diese Ergebnisse, im Einklang mit der *Neurodevelopment*-Hypothese, dass kognitive Defizite bereits sehr früh im Erkrankungsverlauf vorhanden sind (Metzler et al. 2015).

2.3　Resümee

Bei kritischer Betrachtung zeigt sich ein einerseits ernüchterndes, andererseits aber auch ermutigendes Bild zur Frage nach der Effektivität der Prävention psychotischer und bipolarer Störungen und der damit konsekutiv verbundenen Förderung psychischer Gesundheit. Um betroffene Personen im Risikostadium untersuchen, beraten und bei bestehendem Leidensdruck behandeln zu können, bedarf es spezialisierter Zentren. Die Versorgungsangebote sollten niederschwellig erreichbar und in einer nicht-stigmatisierenden Umgebung angesiedelt sein. Im Hinblick auf die zunächst unspezifisch anmutenden Symptome und die hohe Komorbiditätsrate im Risikozustand sollten aber auch spezialisierte Funktionsbereiche für bereits in stationärer Behandlung befindliche Personen zur Verfügung gestellt werden. Eine sorgfältige Symptomerfassung bleibt dabei weiterhin das zentrale Element bei der Risikoabschätzung. Hierbei gilt es, Begriffe wie Gesundheit – Krankheit im gegenwärtigen Bedeutungsfeld kritisch zu reflektieren und zu diskutieren.

Die Präventionsbemühungen befinden sich derzeit noch im Forschungsstadium mit all den damit verbundenen ethischen Fragen. In Zusammenfassung der bisherigen Erkenntnisse in der Früherkennungsforschung gilt es festzustellen, dass es heute Möglichkeiten gibt, jungen Erwachsenen, die unter belastenden psychischen Veränderungen leiden und Hilfe suchen, evidenzorientierte Maßnahmen zur Prävention anzubieten. In einem weiteren Schritt gilt es, ein Monitoring des weiteren Verlaufs anzubieten, um bei einem etwaigen Übergang in eine manifeste Erkrankung rasch leitlinienorientiert intervenieren zu können. Aktuelle Forschungsbestrebungen in der Früherkennung richten sich einerseits auf das Ziel einer verbesserten Risikoidentifikation (durch Kombination von Untersuchungen), andererseits gilt es, eine Methode zu finden, um bisherige Erkenntnisse aus den statistischen Gruppenvergleichen in individuelle Risikoabschätzungen zu übertragen, um somit eine individualisierte Risikoerfassung anzubieten.

Literatur

Addington D, Addington J, Patten S (1998) Depression in people with first-episode schizophrenia. British Journal of Psychiatry 172: 90–92.

Amminger GP, Leicester S, Yung AR, Phillips LJ, Berger GE, Francey SM, Yuen HP, McGorry PD (2006) Early-onset of symptoms predicts conversion to non affective psychosis in ultra-high risk individuals. Schizophr Res 84: 67–76.

Black K, Peters L, Rui Q, Milliken H, Whitehorn D, Kopala LC (2001) Duration of untreated psychosis predicts treatment outcome in an early psychosis program. Schizophr Res 47(2-3): 215–22.

Correll CU, Penzner JB, Frederickson AM, Richter JJ, Auther AM, Smith CW et al. (2007) Differentiation in the Preonset Phases of Schizophrenia and Mood Disorders: Evidence in Support of a Bipolar Mania Prodrome. Schizophr Bull 33(3): 703–714.

Edwards J1, Maude D, McGorry PD, Harrigan SM, Cocks JT (1998) Prolonged recovery in first-episode psychosis. Br J Psychiatry Suppl. 172(33): 107–16.

Fioravanti M, Carlone O, Vitale B, Cinti ME, Clare L (2005) A metaanalysis of cognitive deficits in adults with a diagnosis of schizophrenia. Neuropsychol Rev 15: 73–95.

Fusar-Poli P, Bonoldi I, Yung AR, Borgwardt S, Kempton MJ, Valmaggia L, Barale F, Caverzasi E, McGuire P (2012) Predicting psychosis: meta-analysis of transition outcomes in individuals at high clinical risk. Arch Gen Psychiatry 69(3): 220–9.

Harrigan SM, McGorry PD, Krstev H (2003) Does treatment delay in first-episode psychosis really matter? Psychol Med 33(1): 97–110.

Häfner H, Maurer K, Löffler W, an der Heiden W, Hambrecht M, Schultze-Lutter F (2003) Modeling the early course of schizophrenia. Schizophr Bull 29: 352–40.

Helgason L (1990) Twenty years' follow-up of first psychiatric presentation for schizophrenia: what could have been prevented? Acta Psychiatr Scand 81(3): 231–35.

Joa I, Johannessen JO, Auestad B, Friis S, McGlashan T, Melle I, Opjordsmoen S, Simonsen E, Vaglum P, Larsen TK (2008) The key to reducing duration of untreated first psychosis: information campaigns. Schizophr Bull 34(3): 466–72.

Keshavan MS, Haas G, Miewald J, Montrose DM, Reddy R, Schooler NR, et al (2003) Prolonged untreated illness duration from prodromal onset predicts outcome in first episode psychoses. Schizophr Bull 29: 757–69.

Larsen TK, Mc Glashan TH, Johannessen JO, Friis S, Guldberg C, Haahr U, Horneland M, Melle I, Moe LC, Ojordsmoen S, Simonsen E, Valum P (2001) Shortened duration of untreated first episode of psychosis: changes in patient characteristics at treatment. Am J Psychiatry 158(11): 1917–9.

Marshall M, Lewis S, Lockwood A, Drake R, Jones P, Croudace T (2005) Association between duration of untreated psychosis and outcome in cohorts of first-episode patients: a systematic review. Arch Gen Psychiatry 62(9): 975–83.

Marshall M, Rathbone J (2006) Early intervention for psychosis. Cochrane Database Syst. Rev:CD004718.

McGlashan TH, Johanessen JO (1996) Early detection and intervention with Schizophrenia: rationale. Schizophr Bull 22(2): 201–22.

McGorry PD (2000) Evaluating the importance of reducing the duration of untreated psychosis. Australian and New Zealand Journal of Psychiatry, 34: 145–149.

Metzler S, Dvorsky D, Wyss C, Müller M, Traber-Walker N, Walitza S, Theodoridou A, Rössler W, Heekeren K (2014) Neurocognitive profiles in help-seeking individuals: Comparison of basic symptom, ultra-high risk for psychosis, and risk for bipolar disorder criteria. Psych Med 44(16): 3543–55.

Metzler S, Dvorsky D, Wyss C, Müller M, Gerstenberg M, Traber-Walker N, Walitza S, Theodoridou A, Rössler W, Heekeren K (2015) Changes in neurocognitive functioning during transition to manifest disease: Comparison of individuals at risk for schizophrenic and bipolar affective psychoses. Psychol Med 45(10): 2123–2134.

Mueser KT, McGurk SR (2004) Schizophrenia. Lancet 363(9426): 2063–72.

Rössler W, Lackus B (1986) Cognitive disorders in schizophrenics viewed from the attribution theory. Eur Arch Psychiatry Neurol Sci 235(6): 382–387.

Salokangas RKR, Luutonen S, Nieminen M, Huttunen J, Karlsson H. (2007) Vulnerability to psychosis increases the risk of depression. Results from the RADEP study. Nord J Psychiatry 61: 393–402.

Schaefer J, Giangrande E, Weinberger DR, Dickinson D (2013) The global cognitive impairment in schizophrenia: consistent over decades and around the world. Schizophr Res 150(1): 42–50.

Schultze-Lutter F, Ruhrmann S, Klosterkötter J (2009) Early detection of psychosis – Establishing a service for persons at risk. Eur Psychiatry 24: 1–10.

Schultze-Lutter F, Ruhrmann S, Berning J, Maier W, Klosterkötter J (2010) Basic symptoms and ultrahigh risk criteria. Symptom development in the initial prodromal state. Schizophr Bull 36: 182–191.

Tandon R, Keshavan MS, Nasrallah HA (2008) Schizophrenia, »just the facts« what we know in 2008. 2. Epidemiology and etiology. Schizophr Res 102(1-3): 1–18.

Theodoridou A, Heekeren K, Dvorsky D, Franscini M, Haker H, Kawohl W, Rüsch N, Walitza S, Rössler W (2014) Early recognition of high risk of bipolar disorder and schizophrenia: Potential Similarities and Differences. Front Public Health 2: 166.

Wittchen HU, Jacobi F, Rehm J, Gustavsson A, Svensson M, Jönsson B, Olesen J, Allgulander C, Alonso J, Faravelli C, Fratiglioni L, Jennum P, Lieb R, Maercker A, van Os J, Preisig M, Salvador-Carulla L, Simon R, Steinhausen HC (2011) The size and burden of mental disorders and other disorders of the brain in Europe 2010. Eur Neuropsychopharmaco 21(9): 655–79.

Wotruba D, Michels L, Buechler R, Metzler S, Theodoridou A, Gerstenberg M, Walitza S, Kollias S, Rössler W, Heekeren K (2013) Aberrant Coupling Within and Across the Default Mode, Task-Positive, and Salience Network in Subjects at Risk for Psychosis. Schizophr Bull 40(5): 1095–1104.

Yung AR, McGorry PD (1997) Is pre-psychotic intervention realistic in schizophrenia and related disorders? Aust N Z J Psychiatry 31(6): 799–805.

Yung AR, Phillips LJ, Yuen HP, McGorry PD (2004) Risk factors for psychosis in an ultra high-risk group: psychopathology and clinical features. Schizophr Res 67: 131–142.

Yung AR, Yuen HP, McGorry PD, Phillips LJ, Kelly D, Dell'Olio M, Francey SM, Cosgrave EM, Killackey E, Stanford C, Godfrey K, Buckby J (2005) Mapping the onset of psychosis. The Comprehensive Assessment of At-Risk Mental States. Aust N Z J Psychiatry 39: 964–971.

Yung AR, Buckby JA, Cosgrave EM, Killackey EJ, Baker K, Cotton SM et al. (2007) Association between psychotic experiences and depression in a clinical sample over 6 months. Schizophr Res 91: 246–53.

Yung AR, Woods SW, Ruhrmann S, Addington J, Schultze-Lutter F, Cornblatt BA, Amminger GP, Bechdolf A, Birchwood M, Borgwardt S, Cannon TD, de Haan L, French P, Fusar-Poli P, Keshavan M, Klosterkötter J, Kwon JS, McGorry PD, McGuire P, Mizuno M, Morrison AP, Riecher-Rössler A, Salokangas RK, Seidman LJ, Suzuki M, Valmaggia L, van der Gaag M, Wood SJ, McGlashan TH (2012) Whither the attenuated psychosis syndrome? Schizophr Bull 38(6): 1130–4.

3 Programm zur Prävention von Zwangseinweisungen: zwischen Autonomie und fürsorgerischer Unterbringung

Barbara Lay

3.1 Hintergrund

Zwangseinweisungen in die Psychiatrie sind in vielen Ländern Bestandteil der psychiatrischen Versorgung. Unterbringung oder Zurückbehaltung in einer »geeigneten« Einrichtung gelten als unverzichtbar zur Verhinderung von Selbst- oder Fremdgefährdung, wenn die nötige Behandlung oder Betreuung nicht anders sichergestellt werden kann, d. h., keine angemessenen, weniger einschneidenden Maßnahmen zur Verfügung stehen. Personen, die an einer psychischen Störung oder an einer geistigen Behinderung leiden oder schwer verwahrlost sind, dürfen unter diesen Voraussetzungen (gemäß Art. 426 Abs.1 des Schweizerischen Zivilgesetzbuches) auch gegen ihren Willen »fürsorgerisch untergebracht« werden.

3.1.1 Die komplexe Problematik der fürsorgerischen Unterbringung (FU)

Wiewohl fürsorgerische Unterbringungen (FU) eine Maßnahme darstellen, um den Schutz hilfsbedürftiger Personen – der Betroffenen selbst und/oder den von Angehörigen und Dritten – sicherzustellen, werfen unfreiwillige Hospitalisierungen komplexe Fragen ethischer, rechtlicher, therapeutischer wie auch gesundheitsökonomischer Art auf (die im Rahmen dieses Beitrags nur ausschnitthaft angedeutet werden können). Entsprechend hoch ist die Sensibilität, die in der Öffentlichkeit der Thematik »Zwang in der Psychiatrie« entgegengebracht wird, und entsprechend kontrovers auch die Diskussion, die die Praxis der Zwangsunterbringung und -behandlung begleitet.

Eine Zwangseinweisung in die Psychiatrie stellt eine massive Einschränkung der Grundrechte einer Person, nämlich einen Eingriff in die persönliche Freiheit eines Menschen, dar. Von den Betroffenen werden Zwangseinweisungen daher nicht selten auch als unangemessen oder unfair erlebt und können Hilflosigkeit, Ängste oder gar eine nachhaltige Traumatisierung auslösen (Jäger und Rössler 2010; Katsakou et al. 2010; Armgart et al. 2013). Eine solche für eine therapeutische Beziehung ungünstige Ausgangssituation kann zur Ablehnung jeglicher Behandlung und negativen Behandlungsergebnissen führen (Bonsack und Borgeat 2005; Theodoridou et al. 2012; Khazaal et al. 2014). Von einigen Verbänden Psychiatrie-Erfahrener werden Zwangsmaßnahmen daher grundsätzlich abgelehnt (Bundesverband Psychiatrie-Erfahrener e. V. 2015).

Für in der Psychiatrie Tätige beinhaltet die Anwendung von Zwangsmaßnahmen wiederum ein ethisches Dilemma, das sich aus dem doppelten Mandat von therapeutischer Aufgabe und staatlicher Ordnungsfunktion ergibt. Für sie besteht die Problematik insbesondere darin, im Spannungsfeld zwischen dem »Fürsorgegedanken« und dem der »Gefahrenabwehr« den Betroffenen und der Öffentlichkeit gleichermaßen gerecht zu werden (Meise und Frajo-Apor 2011).

Mit dem Zurückdrängen eines paternalistischen Behandlungsverständnisses wurden vor dem Hintergrund dieser Problematik in den letzten Jahren vermehrt Anstrengungen unternommen, um eine Stärkung der Patientenrechte und eine Einschränkung und stärkere Kontrolle von Zwangseinweisungen und -behandlungen zu erwirken. So wurden seitens der Psychiatriegesetzgebung die Voraussetzungen für eine FU, die Zuständigkeit einer solchen Anordnung sowie Möglichkeiten des Rechtsschutzes für Betroffene in einigen Ländern klarer geregelt, in der Schweiz zuletzt 2013 mit den neuen Bestimmungen des ZGBs zur Fürsorgerischen Unterbringung (Schweizerische Eidgenossenschaft 2014). Trotz vieler Verbesserungen in dieser Hinsicht besteht in Bezug auf gesetzliche Regelungen, Unterbringungspraxis und Häufigkeit von Zwangseinweisungen im internationalen Vergleich – wie auch im Vergleich der Kantone innerhalb der Schweiz – allerdings weiterhin eine große Heterogenität. Neuere Studien legen zudem nahe, dass, entgegen der ursprünglichen Intention, Zwangsmaßnahmen in der psychiatrischen Behandlung zu reduzieren und freiwillige, wenn immer möglich ambulante Behandlungen zu fördern, die Zahl stationärer Unterbringungen in manchen europäischen Ländern sogar steigt (Deutschland: Juckel und Haussleiter 2015; England: Priebe et al. 2005; HSCIC 2014).

Die Schweiz weist im Vergleich zu anderen Europäischen Ländern seit vielen Jahren einen der höchsten Anteile an FU auf. Gemäß einer gesamtschweizerischen Analyse aus dem Jahr 2009 (Gassmann 2011) erfolgte fast jede vierte Aufnahme in die Psychiatrie unfreiwillig (von Salize und Dressing 2004 berichtete Vergleichszahlen belaufen sich für Deutschland auf 16 %, Österreich 18 %, England 14 %). Die Häufigkeit von Zwangseinweisungen variiert zwischen den Kantonen jedoch erheblich. Insbesondere im Kanton Zürich (1,4 Mio. Einwohner) werden mit 1.800–2.900 Zwangseinweisungen jährlich außerordentlich hohe Unterbringungsquoten von 23–33 % verzeichnet (Gassmann 2011; Lay et al. 2011).

Neben der hohen persönlichen Relevanz der Problematik für die Betroffenen sind Zwangseinweisungen auch von gesundheitsökonomischer Bedeutung. In Anbetracht der hohen Kosten, die für die stationäre Behandlung psychischer Störungen aufgewendet werden müssen, könnte eine auch nur geringe Reduzierung von unfreiwilligen Hospitalisierungen durch geeignete präventive Maßnahmen daher zur Senkung von Gesundheitskosten führen.

Eine Reduktion von Zwangsunterbringungen und Zwangsbehandlungen auf ein unausweichliches Minimum sollte somit aus ethischen, therapeutischen wie auch gesundheitspolitischen Gründen ein zentrales Ziel psychiatrischer Versorgung sein.

3.1.2 Alternative psychiatrische Versorgungsmodelle

Ansätze zur Prävention von stationär-psychiatrischer Behandlung

Die Veränderungen der institutionellen Versorgungsstruktur in den letzten Jahrzehnten brachten in vielen Ländern eine zunehmende Differenzierung und Spezialisierung psychiatrischer Behandlungsangebote mit sich. Viele dieser »neuen« Angebote zeichnen sich nicht nur durch ihre Gemeindenähe aus, sondern vielmehr noch durch ihren Verzicht auf ausgeprägte »Komm-Strukturen«, wie sie traditionelle Ambulatorien aufweisen. Angebote wie »assertive community treatment«, »intensive case management« (Dieterich et al. 2010), »community based mobile crisis teams« oder »home treatment« (Guo et al. 2001; Cotton et al. 2007), bei denen Menschen mit schweren oder chronischen psychischen Erkrankungen in ihrem gewohnten Umfeld betreut werden, zielen sowohl darauf, die Behandlungsqualität zu erhöhen, als auch Kosten des Gesundheitssystems zu senken und wurden daher vielfach von Evaluationsstudien begleitet.

Tatsächlich konnten zahlreiche Studien die Wirksamkeit dieser Versorgungsalternativen im Sinne geringerer Wiederaufnahmeraten, kürzerer stationärer Behandlungszeiten (und damit geringerer Gesundheitskosten), einer höheren Patientenzufriedenheit, höheren Behandlungskontinuität und -zufriedenheit, der Verbesserung sozialer Funktionen wie auch einer stabileren Wohnsituation im Vergleich zur Standardbehandlung oder anderen Behandlungsformen belegen, während Effekte bezüglich der Symptombelastung moderat ausfielen oder nicht eindeutig nachweisbar waren (Bond 2002; Dieterich et al. 2010; Wheeler et al. 2015).

In der Schweiz ist, verglichen mit dem Ausland, immer noch ein Mangel an teilstationären und gemeindenahmen Infrastrukturen festzustellen (Gassmann 2011; unter Bezugnahme auf den von der Schweizerischen Konferenz der kantonalen Gesundheitsdirektorinnen und -direktoren veröffentlichen Leitfaden zur Psychiatrieplanung, Schweizerische Gesundheitsdirektorenkonferenz 2008). Im Kanton Zürich, in dem die psychiatrische Nachsorge von schwer und chronisch psychisch Kranken mehrheitlich in den Händen der Ambulatorien liegt, fehlen alternative Versorgungsangebote wie die oben erwähnten weitgehend.

Nicht übersehen werden darf zudem, dass mit derartigen Ansätzen Alternativen zu einer stationären Behandlung geschaffen werden sollten; sie zielen jedoch nicht speziell darauf, Zwangseinweisungen zu verhindern. Selbst als ein möglicher Effekt solcher Ansätze wurden Zwangseinweisungen nur selten als ein Kriterium bei Evaluationen betrachtet. Zur Frage, inwieweit sie für Patienten mit schweren psychischen Störungen, die (derzeit) fürsorgerisch untergebracht werden, überhaupt eine geeignete Behandlungsalternative darstellen, und welche Ressourcen und Voraussetzungen für eine erfolgreiche Implementierung in diesen Fällen erforderlich wären, liegen bislang ebenfalls kaum Erfahrungswerte vor (Morant et al. 2012).

Eine Literaturübersicht über die Wirksamkeit des Einsatzes mobiler Krisen-interventionsteams, die meist rund um die Uhr »intensive home treatment« anbieten (wie sie in England gemäß des NHS-Plan 2000 im Einsatz sind), zeigt in der Mehrzahl der Studien, dass damit eine Reduktion der Aufnahmeraten oder Pflegetage erzielt werden kann. Diese Studien legen allerdings auch nahe, dass es vornehmlich freiwillige Klinikaufnahmen sind, die so vermieden werden können (Wheeler et al. 2015). Eine Untersuchung der für eine Inanspruchnahme relevanten Faktoren verweist sogar explizit darauf, dass es gerade Patienten mit geringer Kooperation und Zwangseinweisungen in der Vorgeschichte sind, bei denen es, auch wenn mobile Kriseninterventionsteams zur Verfügung stehen, dennoch signifikant häufiger zu Klinikaufnahmen und Zwangseinweisungen kommt (Cotton et al. 2007).

Selbst wenn mit psychosozialen und psychiatrischen Behandlungsangeboten Alternativen zu stationären Behandlungen zur Verfügung stehen, werden somit nicht notwendigerweise jene Menschen mit schweren psychischen Störungen erreicht, die deutliche Einschränkungen des sozialen Funktionsniveaus, der Kooperationsbereitschaft und ein erhöhtes Risiko für Zwangseinweisungen aufweisen. Insgesamt lassen diese Befunde nicht darauf schließen, dass diese Ansätze speziell geeignet sind, um die Zahl der FU zu reduzieren.

Ansätze zur Prävention von FU

Die empirische Befundlage zu Ansätzen, die speziell auf die Prävention von FU abzielen ist vergleichsweise schmal. Zu nennen sind hier neben einem psychoedukativen Vorgehen, das Aufklärung und Informationen zu Rezidivprophylaxe, erforderlichen Therapiemaßnahmen und möglichen Selbsthilfestrategien beinhaltet (Bäuml und Pitschel-Walz 2008), im Wesentlichen Formen der »psychiatrischen Patientenverfügung«. Gemeinsam ist den durchaus unterschiedlichen Konzepten, dass sie sich maßgeblich an den Erfahrungen der Patienten orientieren, deren Bedürfnisse in den Vordergrund rücken und auf einen selbstverantwortlichen Umgang mit der Erkrankung und Empowerment ausgerichtet sind.

Ein gesundheitspsychologischer Ansatz zur Vermeidung von Zwangsmaßnahmen setzt am Interesse der Patienten an, den Verlust ihrer Handlungsautonomie so weit wie möglich zu überwinden (Krischke 2006). Neben der problemspezifischen Schulung der Betroffenen schlägt dieser Ansatz enge Betreuungsintervalle vor, um mögliche Krisensituationen zu antizipieren sowie die Verfügbarkeit von ambulanten Krisenzentren, die im akuten Krisenfall eine FU verhindern sollen.

Als Maßnahmen par excellence, um den Patientenwillen bezüglich Behandlungswünschen im Vorhinein zu sichern, gelten Patientenverfügungen und Behandlungsvereinbarungen (»advance directives«). Gegenstand einer Patientenverfügung sind ärztliche oder pflegerische Maßnahmen, die von einer urteilsfähigen Person für Situationen gestattet oder abgelehnt werden, in denen sie erkrankungsbedingt nicht mehr in der Lage ist, den eigenen Willen verständlich mitzuteilen. Ursprünglich auf Entscheidungen fokussierend, die das Lebensende betreffen, wird die Bedeutung von Patientenverfügungen in den letzten Jahren vermehrt auch im Kontext psychiatrischer Behandlungsentscheidungen in Krisensituationen diskutiert (Amering et al. 2005; Hoffmann 2010; Bridler 2013; Radenbach et al. 2014). Eine komprimierte Form eines solchen »advance statements« sind Krisenkarten, auf denen einige wichtige persönliche Informationen (Kontaktpersonen; behandlungsspezifische Angaben) für spätere Notfallsituationen festgehalten werden. Bereits in den 1990er Jahren von Selbsthilfeorganisationen angeregt, wurde der Einsatz von Krisenkarten bald darauf auch von Psychiatrieverbänden und in zahlreichen Internetforen empfohlen (Sutherby et al. 1999; Vollmann 2012).

Hinsichtlich der rechtlichen Verbindlichkeit dieser Instrumente unterscheiden sich die Regelungen in verschiedenen Ländern erheblich (Hoffmann 2010), was sich unmittelbar in den Wirkungen des so geäußerten Patientenwillens niederschlägt. In der Schweiz wurden Patientenverfügungen zwar im neuen Erwachsenenschutzrecht gesetzlich verankert, allerdings ist eine solche Verfügung unter den Bedingungen einer FU (anders als bei »somatischen« Erkrankungen) rechtlich gesehen nicht bindend (Bridler 2013). Trotz ihrer hohen Attraktivität für Patienten und dem ihnen zugeschriebenen Nutzen sind Patientenverfügungen in der Psychiatrie in deutschsprachigen Ländern bislang wenig verbreitet (Radenbach et al. 2014; Shields et al. 2014).

Als eine weitere Form von »advance directives« haben Behandlungsvereinbarungen (»joint crisis plans« JCP) in den psychiatrischen Bereich vor allem in englischsprachigen Ländern Eingang gefunden. Bei einem JCP legt ein Patient zusammen mit dem Behandlungsteam (und ggf. einer dritten vermittelnden Person) fest, welche Behandlungen im Falle einer künftigen psychischen Krise angewendet werden sollen.

Mit »advance directives« sollen, indem die Betroffenen in die Behandlungsplanung einbezogen werden, deren Selbstverantwortung und Autonomie gestärkt, die therapeutische Allianz verbessert und die Behandlungskontinuität erhöht werden. Sie werden daher insbesondere auch als eine Möglichkeit gesehen, Zwangseinweisungen in die Klinik zu verhindern.

Die Wirksamkeit dieser Ansätze wurde erst in den letzten Jahren systematisch untersucht. Dabei konnten für »advance directives« in einer britischen Studie 12 Monate nach Entlassung aus der Klinik keine signifikanten Effekte im Sinne einer Reduktion der Rate von Zwangseinweisungen gefunden werden (Papageorgiou et al. 2002), während in einer US-amerikanischen Studie signifikant weniger Zwangsmaßnahmen berichtet wurden, wenn Patienten eine »psychiatrische Patientenverfügung« erstellt hatten (Swanson et al. 2008).

Eine kontrollierte randomisierte Studie, in der erstmals »joint crisis plans« evaluiert wurden, lässt darauf schließen, dass diese geeignet sind, sowohl die Rate stationärer Wiederaufnahmen als auch die Zahl der Zwangseinweisungen bei Patienten mit schizophrenen oder bipolaren Störungen zu senken (Henderson et al. 2004) und damit die Kosten im Vergleich zu einer Standardbehandlung zu verringern (Flood et al. 2006). Diese positiven Befunde konnten in der multizentrisch angelegten britischen CRIMSON-Studie allerdings nicht repliziert werden: Bezüglich der Rate der Zwangseinweisungen und stationären Aufenthaltsdauer wie auch dem subjektiven Zwangserleben ließen sich nach zwei Jahren keine signifikanten Effekte nachweisen, allein die therapeutische Beziehung hatte sich im Vergleich zur Kontrollgruppe signifikant verbessert (Thornicroft et al. 2013). Eine weitere Studie aus den Niederlanden (Patienten mit schizophrenen oder bipolaren Störungen in ambulanter Behandlung), bei der unterschiedliche Formen von JCP evaluiert wurden, erbrachte bei einem Follow-up nach 18 Monaten eine signifikant niedrigere Rate von Zwangseinweisungen in den Interventionsgruppen (19 %; 16 %) im Vergleich zur Kontrollgruppe (26 %), jedoch keine Unterschiede in der Behandlungszufriedenheit (Ruchlewska et al. 2014). (Diese beiden zuletzt genannten, groß angelegten RCTs waren zum Zeitpunkt des Beginns unseres Projektes jedoch noch nicht publiziert). Aus deutschsprachigen Ländern, deren Versorgungssysteme anders strukturiert sind, liegen bislang keine vergleichbaren Erkenntnisse vor.

Die vorliegenden Befunde lassen somit auf eine gewisse Effektivität solcher Maßnahmen bei Patienten mit gravierenden psychischen Störungen schließen. Ihre »gemischte« empirische Evidenz legt allerdings die Vermutung nahe, dass positive Effekte mit der Art und Intensität der Maßnahmen assoziiert sind; gerade angesichts der geringen Zahl bisheriger Untersuchungen erscheinen daher weitere Replikationsstudien wie auch solche zu intensiveren Formen der Intervention notwendig (Khazaal et al. 2014).

3.2 Das ZInEP-Programm zur Prävention von Zwangseinweisungen

3.2.1 Fragestellung

Vor diesem Hintergrund wurde mit dem ZInEP-Projekt »Prävention von Zwangseinweisungen« eine neue Interventionsstrategie erprobt. Die in Kooperation mit Arbeitsgruppen der Versorgungsforschung am Zentralinstitut für Seelische Gesundheit, Mannheim (Leitung: Prof. H. J. Salize und Prof. H. Dressing) geplanten Maßnahmen (▶ Kap. 3.2.2 Intervention) knüpfen an die vorliegenden Forschungsbefunde in diesem Problemfeld an, wurden jedoch zu einem umfassenderen Interventionsprogramm kombiniert und entsprechend der im Kanton Zürich gegebenen versorgungsstrukturellen Bedingungen ausgestaltet.

Die Intervention richtet sich an Menschen mit schweren psychischen Störungen und einem hohen Risiko für FU, wobei, anders als in bisherigen Studien, nicht auf spezifische Erkrankungen fokussiert, sondern ein breites Diagnosespektrum berücksichtigt wird.

Hauptziel der Intervention ist es, die Zahl und Dauer der fürsorgerischen Unterbringungen dieser Risikopatienten zu verringern. Effekte sollten sich ferner auch im subjektiven Erleben der Patienten niederschlagen: So soll das Empowerment der Patienten gestärkt und der subjektive erlebte Zwang reduziert werden (sekundäre Zielgrößen).

Im Rahmen dieses ZInEP-Projekts wird die Wirksamkeit und Kosteneffektivität dieser Interventionsstrategie untersucht. Die zu prüfenden zentralen Hypothesen gehen davon aus, dass die Zahl und Verweildauer von FU über die gesamte Studiendauer (24 Monate) in der Interventionsgruppe signifikant niedriger ist als in der Kontrollgruppe und sich hinsichtlich der sekundären Zielgrößen signifikante Unterschiede zur Kontrollgruppe (in die oben genannte Richtung) ergeben. Darüber hinaus ist post hoc einer Reihe weiterer Fragen nachzugehen (siehe 3.4), wie etwa der differentiellen Indikation.

3.2.2 Methodik

Studiendesign

An der Studie, die als RCT registriert[8] ist, waren folgende psychiatrische Kliniken beteiligt, die die psychiatrische Grundversorgung im Kanton Zürich wahrnehmen: Klinik für Soziale Psychiatrie und Allgemeinpsychiatrie ZH West, Klinik für Affektive Erkrankungen und Allgemeinpsychiatrie ZH Ost, Integrierte Psychiatrie Winterthur und Psychiatrische Privatklinik Sanatorium Kilchberg.[9] Alle Studienteilnehmenden wurden konsekutiv aus den Aufnahmen dieser Kliniken rekrutiert und, wenn sie nach mündlicher und schriftlicher Aufklärung über die Studie einer Teilnahme zustimmten, randomisiert der Interventions- oder der Kontrollgruppe zugeteilt.

In die Studie eingeschlossen wurden Psychiatriepatienten mit mindestens einer FU in den letzten 24 Monaten. Patienten mit unzureichenden deutschen Sprachkenntnissen und solche, die telefonisch nicht kontaktiert werden konnten, wurden von einer Teilnahme ausgeschlossen. Die Diagnosen einer organischen psychischen Störung (ICD-10: F0), Intelligenzminderung (F7) oder Verhaltensauffälligkeiten mit körperlichen Störungen (F5) waren ebenfalls ein Ausschlusskriterium.

Alle Probanden wurden nach den üblichen Behandlungsstandards der beteiligten Kliniken psychiatrisch versorgt, die Probanden der Interventionsgruppe erhielten jedoch zusätzlich ein Interventionsprogramm bestehend aus einer problemspezifischen Schulung, Krisenkarte sowie einem präventiven Monitoring über 24 Monate. Jeder Proband wurde über das gesamte Projekt hinweg individuell von einem Studienmitarbeitenden (Psychologin/Psychologe) betreut.

Intervention

- *Problemspezifische Schulung:* Orientiert an einem psychoedukativen Ansatz erhielten die Probanden noch während ihrer stationären Behandlung zunächst eine problemspezifische Schulung, die eine Aufklärung über Krankheitsverläufe, Risikofaktoren für Rückfälle und Hilfsangebote beinhaltete. Des Weite-

---

8 Current Controlled Trials ISRCTN63162737
9 Namen der Kliniken bei Projektstart

ren wurden persönliche Ressourcen wie auch individuelle Risikofaktoren für eine FU erfasst, wobei Arbeitssituation und Finanzen, familiäre-, Wohnsituation und soziale Unterstützung, aber auch Substanzkonsum und Suizidalität thematisiert wurden. Auf der Basis dieser Angaben wurde eine persönliche Checkliste erstellt, die die Grundlage für das nachstationäre Monitoring bildete.

- *Krisenkarte:* Um konkrete Interventionsmöglichkeiten für den Fall einer späteren Krise bereitzustellen, wurden die Angaben des Patienten zu Kontaktpersonen im persönlichen Umfeld oder unter professionellen Betreuern, zur aktuellen Medikation, zu individuellen Krisenwarnzeichen sowie Behandlungswünschen für den Krisenfall auf einer persönlichen Krisenkarte festgehalten.
- *Präventives Monitoring mittels persönlicher Checkliste:* Nach Entlassung aus der Klinik wurden die Studienteilnehmenden in etwa vierwöchigen Abständen von ihrer Betreuungsperson über einen Zeitraum von 24 Monaten telefonisch kontaktiert. Die engmaschigen Telefonkontakte dienten dazu, Anzeichen einer sich anbahnenden psychischen Krise frühzeitig zu erkennen und den Blick auf individuelle Risikofaktoren für Zwangseinweisungen und Bewältigungsmöglichkeiten zu lenken. Darüber hinaus ermöglichten diese Kontakte die zeitnahe Erfassung der Inanspruchnahme psychiatrischer und psychosozialer Versorgung.

Evaluation

Für die Evaluation des Programms wurden Daten zu drei Messzeitpunkten erhoben: vor Beginn der Intervention (Baseline; t0) sowie nach 12 Monaten (t1) und nach 24 Monaten (t2). Bei diesen Erhebungen wurden anhand von Face-zu-face-Interviews und Fragebögen klinische und soziodemographische Verlaufsdaten sowie die Einschätzungen der Probanden zu erlebtem Zwang, Empowerment, Behandlungszufriedenheit, sozialen Unterstützung sowie eine Reihe von Stigma-Aspekten erfasst. Da ein Schwerpunkt der Evaluation auf der Inanspruchnahme von Versorgungsleistungen liegt, wurden diese Daten (Zahl und Dauer stationär-psychiatrischer Behandlungen (freiwillig und unfreiwillig), ambulant-psychiatrischer und psychosozialer Dienste, forensischer Einrichtungen) detailliert über den gesamten Zeitraum der Studie dokumentiert. Details zu Studiendesign und Interventionsmaßnahmen wie auch zu den verwendeten Erhebungsinstrumenten sind im Studienprotokoll festgehalten (Lay et al., 2012).

3.3 Bisherige Analysen

3.3.1 Studiensample

Das Interventionsprogramm wurde im Zeitraum von April 2010 bis Juni 2012 insgesamt 756 Patienten vorgestellt, von denen sich 238 bereit erklärten, daran teilzunehmen. Bei den Studienteilnehmenden handelt es sich um Patienten mit einem breiten Störungsspektrum (Hauptdiagnose Schizophrenie, Manie, bipolare Störung 39,1 %; Suchterkrankung 19,7 %, Persönlichkeitsstörungen 14,7 %, affektive Störungen 13,9 %, neurotische Störungen 12,6 %). Viele der Probanden wiesen Mehrfachdiagnosen auf, so zum Beispiel jeder dritte eine zusätzliche Störung durch Substanzkonsum. Auch zeigten sich bei den meisten starke Beeinträchtigungen in mehreren Funktionsbereichen (t0 GAF-Wert 39,1 ± 10,7).

Die durchschnittliche Krankheitsdauer lag bei 16,2 (± 12,5) Jahren, die mittlere Zahl stationärer Vorbehandlungen bei 8,9 (± 13,3). Im Durchschnitt war es bei diesen Patienten bereits zu 4,3 (± 7,0; Range 1–53) FU in der Vergangenheit gekommen. Anlass für die (letzte zurückliegende) FU war in der Mehrzahl der Patienten eine akute Selbstgefährdung (72 %); in 14 % war eine FU aufgrund schwerwiegender Situationen von Fremdgefährdung und in 14 % aufgrund Fremd- und Selbstgefährdung erfolgt.

Die Probanden waren im Alter zwischen 19 und 64 Jahren (mittleres Alter bei Beginn der Studie 42,4 ± 11,8), der Frauenanteil liegt bei 55,9 %. Bezüglich weiterer soziodemographischer Merkmale wird das Sample charakterisiert durch einen hohen Anteil von Probanden mit niedrigem Bildungsstand (72,7 % Grundschulbildung) und einen geringen Anteil, die einer Beschäftigung auf dem ersten Arbeitsmarkt nachgingen (23,1 %). Etwa jeder zweite Studienteilnehmende (46,2 %) lebte allein. Einige (13,9 %) wohnten in Übernachtungseinrichtungen oder waren obdachlos, überwiegend lebten die Probanden jedoch eigenständig in eigener Wohnung (84,5 %).

3.3.2 Projektverlauf

Von den 238 aufgenommenen Probanden verblieben 182 (80 Interventionsgruppe; 102 Kontrollgruppe) mindestens 12 Monate lang und 168 (73 Interventionsgruppe; 95 Kontrollgruppe) 24 Monate lang bis zum Abschluss in der Studie. Die Drop-out-Quote von 23,5 % nach einem und 29,4 % nach zwei Jahren liegt in Anbetracht der ausgeprägten psychischen Störungen und schwierigen, inkonstanten Lebensumstände der Studienteilnehmenden in einem erwarteten Bereich.

Das Aufrechterhalten des Kontakts über einen so ausgedehnten Zeitraum war eine der großen Herausforderungen dieses Projekts. Aufgrund der teilweise prekären Lebensverhältnisse mit vielen Wohnorts- und Telefonnummernwechseln war das Kontaktieren der Probanden mit einem hohen zeitlichen Aufwand verbunden. Auch wenn mit einem Großteil der Kontakt gehalten und engmaschig telefonische Monitorings durchgeführt werden konnten, so war dies nur mit einem erheblichen personellen Einsatz möglich: Durchschnittlich waren etwa vier Kontaktversuche (per Telefon, SMS, E-Mail, Brief) im Vorfeld nötig, um einen Probanden zu erreichen.

3.3.3 Erste Ergebnisse

Die Daten dieser Studie werden gegenwärtig ausgewertet. Erst die geplante Intent-to-treat-Analyse wird darüber Auskunft geben können, ob sich das Interventionsprogramm als wirksam bezüglich der definierten zentralen Endpunkte erweist. Die im Laufe der Studie gewonnenen Erkenntnisse unterstreichen jedoch bereits die Relevanz eines solchen Interventionsprogramms. So zeigte sich zum Beispiel, dass viele Patienten nur ungenügend über die Hilfsangebote in der Versorgungsregion informiert waren und das Konzept von Krisenkarten für viele neu war. Deutlich wurde außerdem das große Bedürfnis, FU-Situationen im Nachhinein eingehend zu besprechen. Auf die Frage nach dem Nutzen des Projekts wurde (am Ende der Studie) vielfach geäußert: »Das Projekt hat mir geholfen, die Umstände meiner Einweisung zu reflektieren« oder »Es waren der regelmäßige Kontakt und die Gespräche, in denen ich meine persönliche Situation reflektieren konnte, die mir geholfen haben«. Viele Probanden nutzen die Gespräche als Anregung zu einer Bilanzierung und zum Reflektieren über den Erkrankungs- oder Behandlungsverlauf außerhalb eines therapeutischen Rahmens. Dabei erwies sich die »Neutralität« der Studienmitarbeitenden als eine wesentliche Ingredienz für den Aufbau eines Vertrauensverhältnisses und die anhaltende Bereitschaft, sich in Gesprächen – auch über belastende Erfahrungen und persönliche Rückschläge – zu öffnen. Deutlich erkennbar war auch das Commitment der Probanden, durch die Teilnahme an diesem Projekt zu einer Reduktion von Zwangseinweisungen »beizutragen«; ebenso zeigten viele der Teilnehmenden großes Interesse am Fortgang der Studie.

Die ersten Auswertungen, die bisher durchgeführt wurden, beziehen sich auf den Einsatz der Krisenkarte, die Frage der Feasibility sowie auf Effekte nach den ersten 12 Monaten. Nachfolgend werden ausgewählte interessante Ergebnisse dieser bereits publizierten Analysen kurz skizziert:

Krisenkarten

Die Studie zeigt, dass Patienten mit FU eine hohe Bereitschaft aufweisen, eine Krisenkarte zu erstellen und konstruktive Angaben dazu machen können. Die im Rahmen des Projekts erstellten Krisenkarten beinhalten Angaben zu Krisenwarnzeichen, Behandlungswünschen und Bewältigungsstrategien aus der subjektiven Sicht der Patienten. Eine Inhaltsanalyse dieser Daten zeigt die große Bandbreite dieser Angaben wie auch deutliche geschlechtsspezifische Unterschiede. Das Erarbeiten einer Krisenkarte kann sowohl der Verarbeitung zurückliegender Krisen als auch als Kommunikationshilfe bei weiteren Krisen dienen. Krisenkarten sind somit ein nützliches Instrument, mit dem, auch bei schweren psychischen Erkrankungen, die Partizipation im Behandlungsprozess gefördert werden kann (Drack-Schönenberger et al. 2015).

FU und freiwillige stationäre Wiederaufnahmen im Zeitraum t0–t1

Eine erste Auswertung der Daten der Probanden, die mindestens 12 Monate in der Studie verblieben waren (n = 182) erbrachte keinen Unterschied in der Nutzung freiwilliger stationärer Behandlungsangebote (Anzahl; stationäre Verweildauer); die t1-Anlayse deutet jedoch auf eine Reduktion von Zwangseinweisungen in diesem Zeitraum hin: Verglichen mit der Kontrollgruppe (35 %) weisen in der Interventionsgruppe weniger Probanden eine FU auf (23 %). In der Interventionsgruppe kam es in den ersten 12 Monaten im Durchschnitt nur zu halb so vielen FU pro Proband wie die der Kontrollgruppe (0,3 vs. 0,7). Als prognostisch relevant für weitere Zwangseinweisungen erwies sich an erster Stelle die Diagnose der Probanden (Lay et al. 2015). Weitere Subgruppenanalysen sind hier anzuschließen, wobei eine Differenzierung nach dem Grund der FU (Fremdgefährdung vs. Selbstgefährdung) interessante Befunde erwarten lässt.

Feasibility, Teilnahmebereitschaft und Verbleib in der Studie

Die angestrebte Stichprobengröße von 400 konnte im vorgesehenen Zeitraum aufgrund des zeitlichen Aufwandes für die Rekrutierung nicht erreicht werden. Von den angesprochenen Patienten stimmte jedoch etwa jeder dritte in stationär-psychiatrischer Behandlung mit FU-Erfahrungen in der Vergangenheit einer Teilnahme zu, was für die Attraktivität eines solchen Programms für diesen Personenkreis spricht.

Zu einem vorzeitigen Ausscheiden aus der Studie kam es in der Interventionsgruppe häufiger als in der Kontrollgruppe. Dies entspricht den Erfahrungen der oben genannten RCTs in diesem Bereich. Insbesondere jüngere Patienten mit kürzerer Erkrankungsdauer und Arbeitslose verließen die Studie vorzeitig. Hinsichtlich Diagnose, FU-Vorerfahrungen wie auch weiterer soziodemographischer Merkmale zeichnen sich zwischen Dropouts und in der Studie Verbliebenen keine Unterschiede ab, insbesondere ergeben sich keine Hinweise darauf, dass Patienten mit schwererer Erkrankung vorzeitig ausgeschieden sind (Lay et al. 2015). Dies lässt darauf schließen, dass es grundsätzlich möglich ist, diese Patientengruppe mit einem solchen Programm zu »erreichen« und über einen längeren Zeitraum ein Arbeitsbündnis herzustellen.

3.4 Diskussion und Ausblick

In den anstehenden Analysen ist zunächst die zentrale Frage der Wirksamkeit des Interventionsprogramms und seiner Kosteneffektivität zu klären: Effekte sollten sich in einer signifikanten Reduktion zwangsweise erfolgter stationärer Wiederaufnahmen über die gesamte Projektzeit von 24 Monaten niederschlagen. Darüber hinaus ist der Frage nachzugehen, ob und in welchem Ausmaß mit dieser Intervention eine Verringerung von psychiatrischen Behandlungskosten erzielt werden kann.

Auch die differentielle Wirksamkeit der Intervention lässt sich anhand dieser Daten bestimmen: So werden Subgruppenanalysen zeigen, für welche psychischen Erkrankungen sich dieser Ansatz besonders eignet und ob sich Unterschiede in der Wirksamkeit der Intervention beispielsweise nach Alter, Geschlecht oder Art der Gefährdung (Selbst-/Fremdgefährdung) ausmachen lassen.

Als weitere wichtige Zielkriterien sind die subjektiven Einschätzungen der Probanden (Erleben von Zwang, Empowerment) zu betrachten. Diese Analysen werden Aufschluss über Veränderungen im Studienverlauf geben und zeigen, inwieweit mit der Intervention ein Zuwachs an Handlungsautonomie und eine Verringerung erlebten Zwanges auch aus Sicht der Patienten erreicht wurde.

Geplant ist ferner ein Vergleich der Outcome-Variablen über die Messzeitpunkte hinweg; damit lassen sich Hinweise auf eine notwendige oder hinreichende Dauer des Programms, um Effekte zu erzielen, gewinnen. In einer solchen Post-hoc-Analyse kann geprüft werden, ob beispielsweise kurzfristige Effekte, die zu t1 nachweisbar sind, längerfristig erhalten bleiben, oder ob Effekte sich erst zu t2 belegen lassen.

Die Datenanalysen, in denen diese Fragen adressiert werden, dauern derzeit noch an. Das umfangreiche Datenmaterial, das im Rahmen dieses ZInEP-Projekts über einen Zeitraum von vier Jahren erhoben wurde, erlaubt es, das Potential dieses innovativen und praxisorientierten Ansatzes zur Sekundärprävention von FU zu bestimmen. Mit dem ZInEP-Projekt »Prävention von Zwangseinweisungen« wurden Patienten mit schwerwiegenden, überwiegend chronischen Erkrankungen, komplexem Versorgungsbedarf und einem hohen Risiko der Selbst- und/oder Fremdgefährdung erreicht. Für diese Zielgruppe mangelt es bis heute, auch im internationalen Umfeld, an geeigneten Versorgungsansätzen, um Zwangseinweisungen zu verhindern.

Sollte sich der in der Auswertung der t1-Daten gefundene positive Trend bestätigen und die Wirksamkeit dieses Interventionsprogramms gesamthaft nachweisen lassen, wäre dies von hoher Relevanz für die psychiatrische Versorgung, selbst wenn Effekte nur in einer Subgruppe der Patienten erzielt werden. Gerade in einem psychiatrischen Umfeld, in dem Zwangseinweisungen einen beträchtlichen Anteil aller Krankenhausfälle ausmachen, würde dies Möglichkeiten einer Optimierung der für psychiatrische Behandlung zur Verfügung stehenden Ressourcen eröffnen.

Für die Betroffenen ergibt sich mit diesem Ansatz ein unmittelbarer Nutzen allein durch eine bedarfsgerechte Patienteninformation und partizipative Versorgungsgestaltung. Wenn es gelingt, unnötige Zwangseinweisungen in die Psychiatrie zu vermeiden (was für Psychiatriepatienten mit Zwangserfahrungen ein vorrangiges Ziel darstellt), ist zu erwarten, dass sich dies in einer höheren Behandlungszufriedenheit und -compliance und damit langfristig günstigeren Behandlungsverläufen niederschlägt.

Literatur

Amering M, Stastny P, Hopper K (2005) Psychiatric advance directives: qualitative study of informed deliberations by mental health service users. Br J Psychiatry 186: 247–252.

Armgart C, Schaub M, Hoffmann K, Illes F, Emons B, Jendreyschak J, Schramm A, Richter S, Lessmann JJ, Juckel G, Haussleiter IS (2013) Negative Emotionen und Verständnis – Zwangsmaßnahmen aus Patientensicht. Psychiatr Prax 40: 278–284.

Bäuml J, Pitschel-Walz G (2008) Psychoedukation bei schizophrenen Erkrankungen. Stuttgart: Schattauer.

Bond GJ (2002) Assertive Community Treatment for People with Severe Mental Illness. (http://www.bhrm.org/guidelines/ACTguide.pdf, Zugriff am 16.06.2015).

Bonsack C, Borgeat F (2005) Perceived coercion and need for hospitalization related to psychiatric admission. Int J Law Psychiatry 28: 342–347.

Bridler R (2013) Einen Schritt vor, zwei Schritte zurück. Das neue Erwachsenenschutzrecht und die Psychiatrie. SÄZ 94: 486–489.

Bundesverband Psychiatrie-Erfahrener e. V. (2015) Hinter verschlossenen Türen. Zwang und Gewalt in deutschen Psychiatrien. (http://bpe-online.de/, Zugriff am 02.06.2015).

Cotton MA, Johnson S, Bindman J, Sandor A, White IR, Thornicroft G, Nolan F, Pilling S, Hoult J, McKenzie N, Bebbington P (2007) An investigation of factors associated with psychiatric hospital admission despite the presence of crisis resolution teams. BMC Psychiatry 7: 52.

Dieterich M, Irving CB, Park B, Marshall M (2010) Intensive case management for severe mental illness. Cochrane Database Syst Rev 2010, Issue 10. Art. No.: CD007906.

Drack-Schönenberger T, Bleiker M, Lengler S, Blank C, Rössler W, Lay B (2015) Krisenkarten zur Prävention von Zwangseinweisungen. Psychiatr Prax EFirst. DOI: 10.1055/s-0034-1387549.

Flood C, Byford S, Henderson C, Leese M, Thornicroft G, Sutherby K, Szmukler G (2006) Joint crisis plans for people with psychosis: economic evaluation of a randomised controlled trial. BMJ 333: 729–734.

Gassmann J (2011) Wirksamkeit des Rechtsschutzes bei psychiatrischen Zwangseinweisungen in der Schweiz. (www.bag.admin.ch/themen/gesundheitspolitik/14149/14150/¬14168/index.html, Zugriff am 16.06.2015).

Guo S, Biegel DE, Johnsen JA, & Dyches H (2001) Assessing the impact of community-based mobile crisis services on preventing hospitalization. Psychiatr Serv 52: 223–228.

Henderson C, Flood C, Leese M, Thornicroft G, Sutherby K, Szmukler G (2004) Effect of joint crisis plans on use of compulsory treatment in psychiatry: single blind randomised controlled trial. BMJ 329: 122–123.

Hoffmann B (2010) Patientenwille, Patientenverfügung, Behandlungswunsch ein Jahr nach Inkrafttreten des 3. BtÄndG. Recht Psychiatr 28: 201–210.

Health and Social care Information Centre (2014) Inpatients Formally Detained in Hospitals Under the Mental Health Act 1983 and Patients Subject to Supervised Community Treatment, England – 2013-2014, Annual figures. (http://www.hscic.gov.uk/, Zugriff am 16.06.2015).

Jäger M, Rössler W (2010) Enhancement of outpatient treatment adherence: Patients' perceptions of coercion, fairness and effectiveness. Psychiatry Res 180: 48–53.

Juckel G, Haussleiter I (2015) Die stationäre Unterbringung nach dem Psychisch-Kranken-Gesetz (PsychKG NRW) – was sind die stärksten Prädiktoren? Psychiatr Prax 42: 133–139.

Katsakou Ch, Bowers L, Amos T, Morriss R, Rose D, Wykes T, Priebe S (2010) Coercion and Treatment Satisfaction Among Involuntary Patients. Psychiatr Serv 61: 286–292.

Khazaal Y, Manghi R, Delahaye M, Machado A, Penzenstadler L, Molodynski A (2014) Psychiatric advance directives, a possible way to overcome coercion and promote empowerment. Front Public Health 2: 37.

Krischke N (2006) Sozialpsychiatrische Gesundheitspsychologie. Qualitätssicherung in der Zwangseinweisungspraxis. Bonn: Psychiatrie Verlag.

Lay B, Blank C, Lengler S, Drack T, Bleiker M, Rössler W (2015) Preventing compulsory admission to psychiatric inpatient care using psycho-education and monitoring: feasibility and outcomes after 12 months. Eur Arch Psychiatry Clin Neurosci 265: 209–217.

Lay B, Nordt C, Rössler W (2011) Variation in use of coercive measures in psychiatric hospitals. Eur Psychiatry 26: 244–251.

Lay B, Salize H, Dressing H, Rüsch N, Schönenberger T, Bühlmann M, Bleiker M, Lengler S, Korinth L, Rössler W (2012) Preventing compulsory admission to psychiatric inpatient care through psycho-education and crisis focused monitoring. BMC Psychiatry 12: 209–217.

Meise U, Frajo-Apor B (2011) Die »subjektive Seite« von Zwang und Gewalt in der Psychiatrie. Psychiatr Prax 38: 161–162.

Morant N, Lloyd-Evans B, Gilburt H, Slade M, Osborn D, Johnson S (2012) Implementing successful residential alternatives to acute in-patient psychiatric services: lessons from a multi-centre study of alternatives in England. Epidemiol Psychiatr Sci 21: 175–185.

Papageorgiou A, King M, Janmohamed A, Davidson O, Dawson J (2002) Advance directives for patients compulsorily admitted to hospital with serious mental illness: Randomised controlled trial. Br J Psychiatry 181: 513–519.

Priebe S, Badesconyi A, Fioritti A, Hansson L, Kilian R, Torres-Gonzales F, Turner T, Wiersma D (2005) Reinstitutionalisation in mental health care: comparison of data on service provision from six European countries. BMJ 330: 123–126.

Radenbach K, Falkai P, Weber-Reich T, Simon A (2014) Joint crisis plans and psychiatric advance directives in German psychiatric practice. J Med Ethics 40: 343–345.

Ruchlewska A, Wierdsma AI, Kamperman AM, van der Gaag M, Smulders R, Roosenschoon BJ, Mulder, CL (2014) Effect of Crisis Plans on Admissions and Emergency Visits: A Randomized Controlled Trial. PLoS One 9: e91882.

Salize HJ, Dressing H (2004) Epidemiology of involuntary placement of mentally ill people across the European Union. Br J Psychiatry 184: 163–168.

Schweizerische Eidgenossenschaft (2014) Schweizerisches Zivilgesetzbuch Art. 426ff (https://www.admin.ch/opc/de/classified-compilation/19070042/index.html, Zugriff am 16.06.2015).

Schweizerische Gesundheitsdirektorenkonferenz (2008) Leitfaden zur Psychiatrieplanung. Bericht der Arbeitsgruppe »Spitalplanung«. Bern: GDK.

Shields LS, Pathare S, van der Ham AJ, Bunders J (2014) A review of barriers to using psychiatric advance directives in clinical practice. Adm Policy Ment Health 41: 753–766.

Sutherby K, Szrnukler GL, Halpern A, Alexander M, Thornicroft G, Johnson C, Wright S (1999) A study of 'crisis cards' in a community psychiatric service. Acta Psychiatr Scand 100: 56–61.

Swanson J, Van Dorn R, Swartz M, Smith A, Elbogen E, Monahan J (2008) Alternative Pathways to Violence in Persons with Schizophrenia: The Role of Childhood Antisocial Behavior Problems. Law Hum Behav 32: 228–240.

Theodoridou A, Schlatter F, Ajdacic V, Rössler W, Jäger M (2012) Therapeutic relationship in the context of perceived coercion in a psychiatric population. Psychiatry Res 200: 939–944.

Thornicroft G, Farrelly S, Szmukler G, Birchwood M, Waheed W, Flach C, Barrett B, Byford S, Henderson C, Sutherby K, Lester H, Rose D, Dunn G, Leese M, Marshall M (2013) Clinical outcomes of Joint Crisis Plans to reduce compulsory treatment for people with psychosis: a randomised controlled trial. Lancet 381: 1634–1641.

Vollmann J (2012) Patientenverfügungen von Menschen mit psychischen Störungen. Gültigkeit, Reichweite, Wirksamkeitsvoraussetzung und klinische Umsetzung. Nervenarzt 83: 25–30.

Wheeler C, Lloyd-Evans B, Churchard A, Fitzgerald C, Fullarton K, Mosse L, Paterson B, Zugaro CG, Johnson S (2015) Implementation of the Crisis Resolution Team model in adult mental health settings: a systematic review. BMC Psychiatry 15: 74.

4 Case Management und Netzwerkkoordination: Wie viel Versorgungsoptimierung ist noch möglich?

Agnes von Wyl, Michael P. Hengartner und Andreas Andreae

4.1 Einleitung

Das ZInEP-Teilprojekt 4 (TP 4) wurde als zweiteiliges Projekt geplant. Ein erster Teil untersuchte das Angebot des psychiatrischen Case Managements (CM) der Integrierten Psychiatrie Winterthur – Zürcher Unterland (IPW) qualitativ und machte Verbesserungsvorschläge für das Vorgehen. Vorgesehen war, dass in einem zweiten Teil die Wirksamkeit des optimierten CMs überprüft werden sollte. Die qualitative Analyse zeigte allerdings, dass Überweiser und Patienten der Psychiatrieregion Winterthur und Zürcher Unterland nicht bereit waren, sich an einer weiteren Randomized Controlled Trial (RCT) zum CM zu beteiligen. Deshalb wurde anstelle einer Wirkungsanalyse des verbesserten CM-Ansatzes eine Wirkungsanalyse eines Kurz-CMs für die Übergangsphase zwischen Klinikaufenthalt und nachstationärer ambulanter Behandlung durchgeführt. Das Kurz-CM bekam wegen seines Fokus auf die Vernetzung mit dem privaten und professionellen Umfeld den Namen »Poststationäre Netzwerkkoordination«.

Die psychiatrische Versorgung der westlichen Länder befindet sich nach wie vor in einem Umwandlungsprozess. Einerseits werden Klinikbetten zugunsten teilstationärer oder ambulanter Behandlungen aufgegeben, gleichzeitig wird die Aufenthaltsdauer eher kürzer (Salize et al. 2007; Becker und Kilian 2006). Es wurde jedoch auch ein Trend hin zu einer Re-Institutionalisierung beobachtet, welche durch eine Verlagerung stationärer Aufenthalte gekennzeichnet ist: Parallel zur Abnahme von Hospitalisierungen und Spitalbetten in psychiatrischen Institutionen wurde in Europa nämlich auch eine Zunahme von Betten und Platzierungen in forensischen Institutionen und betreuten Wohnheimen verzeichnet (Priebe et al. 2005, 2008).

Eine Statistik von H+ (▶ **Abb. 4.1**) zeigt, dass in der Schweiz zwischen 1992 und 2012 die Anzahl der Klinikbetten um 44 %, die Anzahl der Pflegetage aber nur um 3 % zurückgegangen ist; dies bei einer gleichzeitigen Zunahme der Bevölkerung um 16 %. Außerdem hat sich die Aufenthaltsdauer um 62 % verkürzt und die Anzahl der Hospitalisierungen nahm um 149 % zu. Schließlich ging die Zahl der Pflegetage, die Langzeitpatienten in Anspruch nahmen, zwischen 2002 und 2012 um 13 % zurück. Zunehmend kürzere stationäre Verweildauern verlangen aber nach erstens einer strukturierten und vorbereiteten Entlassungsplanung und zweitens einer intensiven ambulanten Betreuung der schwerstkranken psychiatrischen Patienten.

Basisjahr: 1992

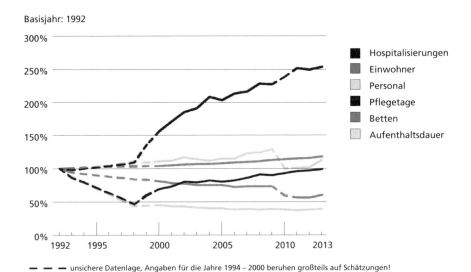

Abb. 4.1: Entwicklung der Tendenzen in der Psychiatrie (nach H+, Quelle: BFS)

Die Zeit direkt nach einer psychiatrischen stationären Behandlung bedeutet für Patienten eine Phase großen Stresses (Owen-Smith et al. 2014). Tatsächlich ist die Suizidalität erhöht und das Risiko für Selbstverletzungen vervielfacht (Qin und Nordentoft 2005; Gunnell et al. 2008; Hunt et al. 2009). Gleichzeitig nehmen viele Patienten die ambulante Behandlung nach dem stationären Aufenthalt nicht wahr (Boyer et al. 2000; Killaspy et al. 2000). Studien zeigen, dass bei schlecht geplanter Entlassung aus der Klinik rund 50 % der Patienten nicht zum ersten vereinbarten ambulanten Behandlungstermin erscheinen (Bonsack et al. 2006; Olfson et al. 1998). Patienten aber, die nicht in das Netzwerk der nachstationären Betreuung eingebunden werden können, haben das doppelte Risiko für eine Rehospitalisation (Nelson et al. 2000). Deshalb kommt einer sorgfältigen Entlassungsplanung und der Anbindung an ambulante Behandlungen große Bedeutung zu.

In einer systematischen Metaanalyse, die 11 klinische Studien zur Wirkung von Entlassungsplanungs-Interventionen einschloss, fanden Steffen et al. (2009) eine geringfügige Reduktion der Wiedereintrittsrate und der Symptombelastung, eine leicht verbesserte Behandlungskontinuität, aber nicht eine verbesserte Lebensqualität. In einer nachfolgend von der Arbeitsgruppe durchgeführten RCT-Studie konnte keine signifikante Wirkung der bedarfsorientierten Entlassungsplanung gezeigt werden (Puschner et al. 2011). Die systematische Review von Vigod et al. (2013) konnte nur bei 7 von 15 Studien, die den Effekt von Interventionen der Entlassungsplanung auf die Wiedereintrittsrate untersuchten, einen moderaten bis großen Effekt finden. Zusammenfassend muss man darum festhalten, dass Entlassungsplanungen und Anbindungsinterventionen bislang nur eine sehr eingeschränkte Wirksamkeit auf die Rehospitalisierungsraten nachweisen konnten.

In der Schweiz sind bis jetzt noch keine Studienergebnisse zur systematischen Entlassungsplanung vorhanden. Warnke et al. (2010) konnten indes zeigen, dass von 103 Patienten mit der Diagnose Schizophrenie etwa die Hälfte innerhalb eines Jahres einen erneuten Klinikaufenthalt hatten. Sowohl klinische (z. B. Einnahme von Neuroleptika) wie auch soziale Faktoren standen in Zusammenhang mit dem Wiederaufnahmerisiko. Die Autoren folgern, dass präventive Maßnahmen sich neben der Erkrankung im engeren Sinn auch auf die soziale Situation (Ausmaß der sozialen Unterstützung) der Betroffenen konzentrieren sollten.

Um schwerstkranke Patienten ambulant zu betreuen, bedarf es neben einer guten Entlassungsplanung weiterer Maßnahmen. Für diese Patienten wurde in den 1970er Jahren in den USA das Assertive Community Treatment (ACT; in Europa »Intensive Case Management«, ICM, genannt) entwickelt (Stein und Test 1980; Test und Stein 1980; Weisbrod et al. 1980). Eine Metaanalyse von Mueser et al. (1998) fand einen positiven Einfluss von ACT auf die Hospitalisationsrate. In England konnten diese optimistischen Resultate allerdings nicht repliziert werden. So fand die REACT-Studie, eine RCT-Studie, keine Unterschiede der Wirkung zwischen ACT-Teams und »community mental health teams« in Bezug auf die Hospitalisationsrate und klinische sowie soziale Outcome-Messungen (Killaspy et al. 2006, 2009, 2014). Burns et al. (2007) identifizierten in einer systematischen Review und Meta-Regression über 29 Studien als wichtigsten Einflussfaktor für eine hohe Wirkung des ICM eine hohe Inanspruchnahme stationärer Psychiatrie vor der Behandlung. Die Cochrane-Studie von 2011 durch Dieterich und Kollegen unterstrich dieses Resultat. Beide Metaanalysen kamen zum Schluss, dass ICM nur bei Patienten mit schweren Störungen und vorgängig zahlreichen Hospitalisierungen sinnvoll ist, wohingegen die Wirksamkeit bei weniger behandlungsbedürftigen Patienten mit nicht chronischen Krankheiten marginal ist (Burns et al 2007; Dieterich et al. 2011).

Trotzdem, im Kontext kürzerer stationärer Aufenthaltsdauer muss für Patienten mit komplexen psychischen Problemen die ambulante Betreuung sichergestellt werden (Killaspy et al. 2014). Auch ist die direkte Übertragbarkeit der Ergebnisse auf die Schweiz nur eingeschränkt gegeben, da die Wirksamkeit von CM stark abhängt von der gemeindepsychiatrischen Ausstattung und dem Zusammenspiel der bereits bestehenden Institutionen (Burns et al. 2002) sowie von sozialpolitischen, rechtlichen und wirtschaftlichen Einflüssen (Becker und Kilian 2006). In der Schweiz gibt es inzwischen verschiedene Initiativen, die auf verbesserte ambulante Betreuung und damit auf die Rückfallprävention dieser Patienten fokussieren. Eines dieser Projekte ist das an der IPW Anfang der 2000er Jahre eingeführte psychiatrische Case Management (Andreae und Schröder 2004). Eine erste interne, retrospektive Evaluation des psychiatrischen CMs in der IPW fand einen Rückgang von Hospitalisationstagen und Symptombelastung bei CM-Patienten im Vergleich zu einer retrospektiv gepaarten Kontrollstichprobe. Die ermutigenden Ergebnisse gaben Anlass zu einer Weiterführung des psychiatrischen CMs und zur Durchführung einer RCT-Studie (CM2-Studie), in der das psychiatrische CM der IPW mit »Treatment as usual« verglichen wurde. Die Einschlusskriterien wurden internationalen Definitionen für Patienten mit ausgeprägter Inanspruchnahme angepasst. Diese Kriterien beinhalten vor allem Anzahl und Dauer der Klinikaufenthalte (Harrison-Read et al. 2002; Roick et al. 2002; Junghan und Brenner 2006).

Als TP 4 des ZInEP wurde deshalb ursprünglich eine qualitative Analyse der bisherigen CM-Projekte, eine daraus folgende überarbeitete CM-Intervention und deren Überprüfung in einer Wirksamkeitsstudie geplant.

4.1.1 Qualitatives Teilprojekt

Das Ziel des qualitativen Teilprojekts (Ref. Nr. EK: 2009-0098/3) war es zu untersuchen, welche Patienten von einem CM profitieren konnten und von welchen Umständen dies abhing (z. B. Art der Überweisung). Zusätzlich sollte die CM-Methode kritisch diskutiert werden. Dazu wurden erstens die Fallverläufe der CM2-Studie analysiert, zweitens die vorhandenen Daten der CM2-Studie ausgewertet, drittens Interviews mit Case Managern, Patienten und Experten durchgeführt und schließlich, viertens, die Zwischenergebnisse in einem Think Tank durch eine Expertengruppe diskutiert.

Die qualitative Studie kam zu folgenden Hauptergebnissen (Meier et al. 2010, unveröffentlichter Forschungsbericht):

* Die Dropout-Rate der CM2-Studie war hoch.
* Die Motivationslage einiger Patienten in der CM2-Gruppe schien nicht klar gewesen zu sein. Sie hatten trotz Zusage zur Studie keine klare Vorstellung, was sie im Case Management erwartet.
* Andererseits war das Case Management inzwischen bei vielen Patienten und Zuweisern bekannt; viele sahen im Case Management die bestmögliche Behandlung. Einige Patienten wollten nur dann an der Studie teilnehmen, wenn sie der Behandlungsgruppe zugeteilt würden.
* Die Case Manager zeigten sich kritisch gegenüber dem Zuweisungsmodus, bei dem die Patienten aufgrund von formalen statistischen Einschlusskriterien und einer Zufallsentscheidung in die Behandlungsgruppe aufgenommen wurden. Der Vertrauensaufbau zwischen CM und Klientel sei dadurch erschwert worden und habe möglicherweise auch wesentlich zur hohen Dropout-Rate beigetragen.
* Die Akzeptanz der CM2-Studie bei den Zuweisern wurde aufgrund der Randomisierung zunehmend schlechter, was in eine schleppend verlaufende Rekrutierung bei der CM2-Studie mündete.
* Die Abschlusskriterien der Behandlung waren zu wenig klar definiert.

Ausgehend von diesen Resultaten wurde ein Studiendesign, das auf eine Randomisierung und damit experimentelles Design aufbaut, verworfen. Unter den gegebenen Umständen zeigte sich die Durchführung einer RCT-Studie mit der Rekrutierung einer genügenden Anzahl Versuchspersonen als nicht durchführbar.

An der IPW waren aus Sicht von Zuweisern und Patienten mit der Einführung des CMs aber die ambulante Betreuung und damit die Behandlungskontinuität für Patienten mit schweren und komplexen psychischen und sozialen Problemstellungen sowie ausgeprägter Inanspruchnahme deutlich verbessert. Andererseits bestand für die viel zahlreicheren Patienten auf den Akutstationen mit weniger ausgeprägter Störung und Inanspruchnahme der Psychiatrie kein vergleichbares Behandlungskonzept, das eine stress- und rückfallminimierende Kontinuität vom stationären zum ambulanten Setting sicherstellte. Um diese Lücke zu schließen wurde das Projekt »Elemente integrierter Versorgung: poststationäre Netzwerkkoordination« als zweiter Teil des TP 4 ausgearbeitet. Die Intervention beruhte auf Elementen der integrierten psychiatrischen Vorgehensweise der IPW, des »case management de transition« (Bonsack et al. 2009), der Netzwerkkarte von Pantuček (2012) und nahm Bezug auf diverse etablierte Interventionen wie ACT und »Critical Time Intervention« (siehe Hengartner et al. 2015; von Wyl et al. 2013).

4.2   Methode

Ziel der randomisierten Studie war es zu prüfen, ob die poststationäre Netzwerkkoordination die Versorgungskosten gegenüber einer Kontrollgruppe, die keine solche zusätzliche Betreuung bekommt, verringern kann. Als weitere Outcomevariablen wurden die soziale Unterstützung, die klinische Symptomatik, die Lebensqualität und Selbständigkeit erhoben. Außerdem wurde die Medikamenten-Compliance erfasst. Warnke et al. (2010) konnten in ihrer Studie zeigen, dass diese die Wahrscheinlichkeit einer Wiederaufnahme reduziert. Deshalb interessieren diesbezügliche Unterschiede in der Behandlungs- resp. Kontrollgruppe.

4.2.1   Studiendesign, Vorgehen, Randomisierung

Die Studie wurde als RCT-Design durchgeführt. Die Zuordnung zur Behandlungs- oder Kontrollgruppe erfolgte nach dem Zufallsprinzip. Um eine gleichmäßige Verteilung für beide Studienarme sicherzustellen, wurde eine Blockrandomisierung mittels Computerprogramm durchgeführt (stratifizierte Blockrandomisierung bei F1-Diagnosen). Forschungsassessoren verifizierten anhand der IPW-Patientendaten, ob ein neueingetretener Patient den Einschlusskriterien der Studie entsprach. Diese Einschlusskriterien definierten sich in Abgrenzung zu den Heavy Users (HU) des psychiatrischen CM der IPW und beinhalteten 1. nicht mehr als drei Hospitalisationen innerhalb der letzten drei Jahre, 2. einen Global Assessment of Functioning (GAF) Score von 60 oder weniger und 3. ausreichende kognitive Kapazitäten und Deutschkenntnisse. Alter, Geschlecht und Diagnosen spielten keine Rolle. Somit konnten fast alle Patienten der Akutstationen darunter fallen, solange sie nicht HU-Fälle waren. Ein wichtiges Ausschlusskriterium war eine Platzierung in einem betreuten Wohnheim und die Einbindung an ein alternatives CM-Programm. Falls alle Kriterien erfüllt waren, wurde dem Patienten durch die Studienassessoren die Studie erklärt und er wurde für die Studie angefragt.

Nach dem Eingangs-Assessment (t0) wurde der Patient der Behandlungsgruppe (BG) oder Kontrollgruppe (KG) zugeteilt. Falls der Patient der BG zugeteilt wurde, fand nach dem Eingangsassessment das Erstgespräch mit dem Sozialarbeiter statt. Bei Patienten der KG wurde nur dann ein Sozialarbeiter hinzugezogen, wenn der zuständige Arzt eine sozialarbeiterische Betreuung als nützliche Ergänzung zur stationären Behandlung betrachtet. Die BG wurde bis maximal 3 Monate nach Klinikaustritt durch den Sozialarbeiter weiter betreut. Im Vordergrund standen Aufbau und Koordination des Netzwerkes. Die KG erhielt keine vergleichbare sozialarbeiterische Unterstützung nach Klinikaustritt. Für die Studie konnten zwei klinisch-psychiatrisch langjährig erfahrene Sozialarbeiter gewonnen werden. Sie beteiligten sich vorgängig mit der Studienleitung an der Entwicklung der Interventionsmethodik.

Für alle Studienteilnehmer (BG und KG) fanden nach drei (t1) und zwölf Monaten (t2) nach Klinikaustritt weitere Assessments mit dem Studienassessor statt. Die Studienteilnehmer wurden für jedes Assessment nach Klinikaustritt mit CHF 50 Aufwandentschädigung vergütet.

4.2.2 Beschreibung der Intervention: die Netzwerkkoordination

Der Fokus der Netzwerkkoordination war, den Patienten beim Aufbau und Erhalt des Netzwerkes zu unterstützen, damit die Anbindung an das ambulante Versorgungssystem nach Klinikaustritt gewährleistet war. Dabei sollten dominante und belastende Beziehungen reduziert und die Unterstützung von bereits bestehenden Unterstützern gefördert werden. Der Sozialarbeiter der Behandlungsgruppe nahm nach der Zuteilung zur BG mit dem Patienten Kontakt auf. Nach Evaluation der Problem- und Bedürfnislage des Patienten und der Erfassung des Netzwerkes wurden verfügbare Ressourcen und Unterstützungshilfen eruiert, und ein sog. Netzwerkpilot wurde zusammen mit dem Patienten identifiziert. Als Netzwerkpilot wurde eine Person aus dem Helfernetz des Patienten bezeichnet, die von Anfang an in die Koordination miteinbezogen wurde und beim Abschluss der Zusammenarbeit mit der sozialen Arbeit als Hauptansprechpartner für das Netzwerk die Koordination ganz übernehmen sollte. Auch weitere wichtige Personen wurden während des Klinikaufenthalts kontaktiert. Vor dem Klinikaustritt erarbeitete der Sozialarbeiter mit dem Patienten eine Behandlungsvereinbarung oder einen Notfallplan. Gleichzeitig wurden Abschlusskriterien der Betreuung erarbeitet. Bei komplexeren Fällen wurde vor Austritt zusätzlich eine Helferkonferenz eingeleitet. Die herkömmliche sozialarbeiterische Hilfe wurde den Patienten mit poststationärer Netzwerkkoordination auch nach Klinikaustritt gewährt. Etwa 3 bis 4 Tage nach Klinikaustritt sollte in der Regel ein Hausbesuch beim Patienten stattfinden. Im Anschluss daran wurden (z. B. wöchentliche) ambulante Termine vereinbart, um die Kontinuität der Behandlung auch im ambulanten Setting sicherzustellen. Die Netzwerkkoordination wurde bei Erfüllen der Abschlusskriterien oder bei maximal 3 Monaten nach Klinikaustritt abgeschlossen.

4.2.3 Beschreibung des »Treatment as usual«

Beim TAU (Treatment as usual) der Sozialarbeit entschied der zuständige Oberarzt der Station, ob eine sozialarbeiterische Betreuung eine nützliche Ergänzung zur stationären Behandlung des Patienten war. Im Vordergrund standen sozialarbeiterische Anliegen (z. B. Schuldenabklärungen, Wohnungssuche). Auch die Netzwerkkoordination konnte zur regulären sozialen Arbeit gehören, aber die Hilfestellung durch die soziale Arbeit wurde bei Klinikaustritt beendet.

4.2.4 Erhebungsinstrumente

Das primäre Outcome bildeten die Anzahl und Dauer der Rehospitalisationen gemäß klinischer Datenbank der IPW. Zudem wurden zahlreiche Selbst- und Fremd-Beurteilungsinstrumente angewendet, darunter Instrumente zur Erhebung der Lebensqualität, der Symptombelastung, der sozialen Unterstützung und der Medikamenten-Compliance. Da im Folgenden kein Bezug zu diesen Instrumenten und Maßen genommen wird, soll an dieser Stelle nicht genauer darauf eingegangen werden. Für eine detaillierte Auflistung mit Literaturangaben siehe von Wyl et al. (2013).

4.3 Ergebnisse

Insgesamt wurden $n = 77$ Fälle in die BG beziehungsweise $n = 75$ in die KG eingeschlossen, mit einem Durchschnittsalter von 41,6 Jahren (Range 18 bis 61 Jahre), davon 52,3 % weibliche Patienten. Die häufigsten Hauptdiagnosen waren ICD-10 F1 (Substanzstörungen), F2 (Psychosen) und F3 (affektive Störungen). Die Hauptergebnisse der Studie wurden noch nicht publiziert, weshalb wir die Ergebnisse hier kurzhalten möchten. Wir werden lediglich auf einzelne qualitativ-beschreibende Elemente aus einer deskriptiven Arbeit eingehen, welche schwerpunktmäßig das Rational der poststationären Netzwerkkoordination ausführlich dargestellt hat (Hengartner et al. 2015). Ergänzend wollen wir die Netzwerkkarten zweier Patienten zeigen, die an der Studie teilgenommen haben. Wie die drei Fallbeispiele in unserer deskriptiven Arbeit exemplarisch aufzeigen konnten, sind vor allem die komplizierten und therapeutisch herausfordernden Patienten durch sehr instabile und konfliktbehaftete soziale Netzwerke gekennzeichnet. Die Sozialarbeiter, welche das Programm umsetzen sollten, stießen diesbezüglich auch immer wieder auf Widerstände und unüberbrückbare Differenzen innerhalb der sozialen Netzwerke. So konnte beispielsweise bei zahlreichen Patienten keine Helferkonferenz einberufen werden (betraf 64,9 % der Patienten in der BG) oder es ließ sich kein Netzwerkpilot festlegen, der die Koordination des Netzwerkes nach Beendigung der Intervention übernommen hätte (betraf 46,8 % der Fälle).

Defizite in der sozialen Kompetenz und in der Persönlichkeitsstruktur bei einigen Patienten führten zu Schwierigkeiten, die Intervention in den drei Monaten erfolgreich umzusetzen. Viele Patienten waren mit Freunden und Familien zerstritten oder hatten bis auf ein paar wenige vorbelastete Beziehungen zu Familienangehörigen keine unterstützenden Kontakte, welche miteinbezogen werden konnten. Abbildung 4.2 verdeutlicht die Problematik der fehlenden sozialen Einbettung anhand zweier konkreter Beispiele aus unseren Daten. Die Darstellung des Netzwerkes einer 51-jährigen Patientin (links) zeigt auf, dass diese keine einzige nominelle Freundin oder Kollegin hatte und bis auf ein paar seltene Treffen mit im Ausland wohnhaften Familienmitgliedern keine informellen Kontakte zu anderen Menschen hatte. Der 27-jährige Patient (rechts) benannte zwar drei Freunde und vier Kollegen, diese stellten sich jedoch im Verlauf der Intervention als sehr oberflächliche und unzuverlässige Kontakte heraus, welche sich allesamt von ihm abgewendet hatten. Erschwerend kam hinzu, dass einige Patienten aus Angst vor Stigmatisierung, Ablehnung oder Bloßstellung ihr psychisches Leiden geheim halten wollten und deshalb den Sozialarbeitern jeglichen Kontakt zu Freunden oder Bekannten untersagten.

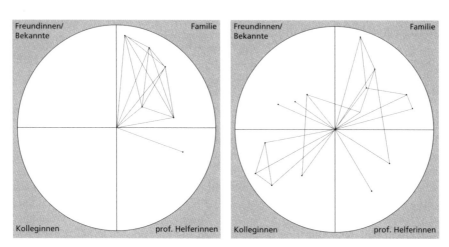

Abb. 4.2: Netzwerkkarten einer 51-jährigen Patientin (links) und eines 27-jährigen Patienten (rechts) (Netzwerkkarte nach Pantuček 2012)

4.4 Diskussion

Optimierte Versorgungsprozesse im akutstationär-ambulanten Übergang sind ein gut begründetes Anliegen. Viele Rückfälle sind Folgen einer hohen Stressbelastung aus mangelnder Anbindung, Unterstützung und Koordination durch ein soziales und professionelles Netzwerk beim Wiedereintritt in den selbstständigen Alltag. Ein befristetes Übergangs-Case-Management zur poststationären Netzwerkkoordination durch aktive beziehungsorientierte Sozialarbeit ist deshalb ein naheliegendes Rational eines integrierten psychiatrischen Versorgungssystems. Die wissenschaftliche Evaluation des in der IPW entwickelten Ansatzes, in Anlehnung an langjährige Erfahrungen mit psychiatrischem Case Management bei Patienten mit hoher medizinischer Behandlungs-Inanspruchnahme, ist mit Erscheinen dieses Buchbeitrages noch nicht abgeschlossen. Eine punktuelle Kasuistik gibt gleichwohl Hinweise auf Möglichkeiten und Grenzen in der Versorgungspraxis. Die Fallbeispiele aus einer ersten deskriptiv-qualitativen Arbeit (siehe Hengartner et al. 2015) verdeutlichen, dass die Voraussetzungen für eine erfolgreiche Sozial-Intervention mitunter nicht gegeben waren. Diese exemplarischen Fallberichte repräsentieren natürlich nicht die gesamte Patientenstichprobe, doch es sind bewusst gewählte Prototypen, die einen lebhaften Einblick in das Sozialleben von Psychiatriepatienten in der Schweiz gewähren. Dies ermöglicht auf einer beschreibenden Ebene einen emotionalen Zugang zu Problemen, welche üblicherweise nur durch statistische Kennzahlen und Zusammenhangsmaße quantifiziert werden. Folgende provisorische Schlussfolgerungen und Implikationen lassen sich aus diesen Angaben zum jetzigen Zeitpunkt bereits ziehen:

Auch wenn akutstationäre Patienten mit schwersten Störungen im Sinne von Heavy Users methodisch ausgeklammert sind (ca. 10 % der Akutfälle, mit Indikation für das intensive Case Management der IPW), zeigt ein erheblicher Teil der verbleibenden 90 % akutstationärer Patienten dennoch kritische und schwere psychische Störungen mit oft gleichzeitig deutlichen Beeinträchtigungen im sozialen Funktionsniveau und einen markanten Mangel an sozialer Unterstützung. Dies sind oftmals Patienten, die sich am Anfang einer langen und behandlungsintensiven Krankengeschichte befinden (d. h., zukünftige Heavy Users darstellen). Der Zusammenhang zwischen schwerer sozialer Beeinträchtigung und psychischen Störungen ist in der wissenschaftlichen Literatur mehrfach repliziert (Brugha et al. 2005; Hengartner et al. 2014; Moak und Agrawal 2010). Dies zeigt sich zum Beispiel auch im starken Zusammenhang zwischen Trennung/Scheidung und dem Auftreten psychischer Störungen (Breslau et al. 2011; Pevalin und Goldberg 2003). Diese Bedingungen limitieren die Wirksamkeit eines »Mini-CM«, wie wir es für die poststationäre Netzwerkkoordination einsetzen konnten. Ein tragender vertrauensbildender Beziehungsaufbau als Grundlage gelingender Kooperation ist innerhalb der zur Verfügung stehenden Zeit von drei Monaten deutlich eingeschränkter als im längerfristig angelegten intensiven CM.

Ein weiterer bedeutender Aspekt ist dabei auch die Angst der Patienten vor Stigmatisierung (Hinshaw und Stier 2008) und Feindseligkeit oder Kritik seitens des sozialen Umfelds (Hooley 2007). Dies mag bei vielen Patienten dazu führen, dass sie sich auch gegenüber einem kurzzeitigen Case Manager absondern und bestehende Sozialkontakte abbrechen, wodurch sie sozial noch weiter isoliert werden. Auch ist anzunehmen, dass in der Persönlichkeitsstruktur verhaftete interpersonale Defizite als ursächliche Faktoren erachtet werden müssen (Hengartner 2015; Hopwood et al. 2011; Tyrer 2015). Dies sind alles Aspekte, welche über eine ausreichende lange Beziehungsarbeit und Behandlungskontinuität anzugehen sind. Inwieweit deshalb eine in der beschränkten Frist eher sachlich-technisch als interpersonell-vertiefend ausgerichtete poststationäre Netzwerkkoordination dennoch stabilisierende Effekte zeigt, werden in Bälde die Ergebnisse nach Studienabschluss zeigen können.

Literatur

Andreae A, Schröder S (2004) Patientenorientierung in der Integrierten Psychiatrie Winterthur. Managed Care 7: 18–20.

Becker T, Kilian R (2006) Psychiatric services for people with severe mental illness across Western Europe: what can be generalized from current knowledge about differences in provision, costs and outcomes of mental health care? Acta Psychiatr Scand 113(s429): 9–16.

Bonsack C, Pfister T, Conus P (2006) Insertion dans les soins après une première hospitalisation dans un secteur pour psychose. L'Encephale 32: 679–685.

Bonsack C, Gibellini G, Ferrari P, Dorogi Y, Morgan C, Morandi S, Koch N (2009) Le case management de transition: une intervention à court terme dans la communauté après une hospitalisation psychiatrique. Schweiz Arch Neurol Psychiatr 160: 246–252.

Boyer CA, McAlpine DD, Pottick, KJ, Olfson M (2000) Identifying risk factors and key strategies in linkage to outpatient psychiatric care. Am J Psychiatry, 157: 1592–1598.

Breslau J, Miller E, Jin R, Sampson NA, Alonso J, Andrade LH, Bromet EJ, de Girolamo G, Demyttenaere K, Fayyad J, Fukao A, Galaon M, Gureje O, He Y, Hinkov HR, Hu C, Kovess-Mafety V, Matschinger H, Medina-Mora ME, Ormel J, Posada-Villa J, Sagar R, Scott KM, Kessler RC (2011) A multinational study of mental disorders, marriage, and divorce. Acta Psychiatr Scand 124: 474–486.

Brugha TS, Weich S, Singleton N, Lewis G, Bebbington PE, Jenkins R, Meltzer H (2005) Primary group size, social support, gender and future mental health status in a prospective study of people living in private households throughout Great Britain. Psychol Med 35(5): 705–714.

Burns T, Catty J, Watt H, Wright C, Knapp M, Henderson J (2002) International differences in home treatment for mental health problems: results of a systematic review. Br J Psychiatry 181: 375–382.

Burns T, Catty J, Dash M, Roberts C, Lockwood A, Marshall M (2007) Use of intensive case management to reduce time in hospital in people with severe mental illness: systematic review and meta-regression. BMJ 335: 336.

Dieterich M, Irving CB, Park B, Marshall M (2011) Intensive case management for severe mental illness. Cochrane Database of Systematic Reviews, 10, CD007906.

Gunnell D, Hawton K, Ho D, Evans J, O'Connor S, Potokar J, Donovan J, Kapur N (2008) Hospital admissions for self harm after discharge from psychiatric inpatient care: cohort study. BMJ 337: a2278.

Harrison-Read B, Lucas B, Tyrer P, Ray J, Shipley K, Simmonds S, Knapp M, Lowin A, Patel A, Hickman M (2002) Heavy users of acute psychiatric beds: randomized controlled trial of enhanced community management in an outer London borough. Psychol Med 32: 403–416.

73

Hengartner MP (2015) The detrimental impact of maladaptive personality on public mental health: a challenge for psychiatric practice. Frontiers in Psychiatry 6: 87.

Hengartner MP, Klauser M, Heim G, Andreae A, Passalacqua S, Rössler W, von Wyl A (2015) Introduction of a psychosocial post-discharge intervention programme aimed at reducing psychiatric rehospitalisation rates and at improving mental health and functioning. PPC. DOI: 10.1111/ppc.12131.

Hengartner MP, Müller M, Rodgers S, Rössler W, Ajdacic-Gross V (2014) Interpersonal functioning deficits in association with DSM-IV personality disorder dimensions. Soc Psychiatry Psychiatr Epidemiol 49(2): 317–325.

Hinshaw SP, Stier A (2008) Stigma related to mental disorders. Annu Rev Clin Psychol 4: 367–393.

Hooley JM (2007) Expressed emotion and relapse of psychopathology. Annu Rev Clin Psychol 3: 329–352.

Hopwood CJ, Malone JC, Ansell EB, Sanislow CA, Grilo CM, McGlashan TH, Pinto A, Markowitz JC, Shea MT, Skodol AE, Gunderson JG, Zanarini MC, Morey LC (2011) Personality assessment in DSM-5: empirical support for rating severity, style, and traits. J Pers Disord 25: 305–320.

Hunt IM, Kapur N, Webb R, Robinson J, Burns J, Shaw J, Appleby L (2009) Suicide in recently discharged psychiatric patients: a case-control study. Psychol Med 39: 443–449.

Junghan UM, Brenner HD (2006) Heavy use of acute in-patient psychiatric services: the challenge to translate a utilization pattern into service provision. Acta Psychiat Scand 113(s429): 24–32.

Killaspy H, Banerjee S, King M, Lloyd M (2000) Prospective controlled study of psychiatric out-patient non-attendance. Characteristics and outcome. Br J Psychiatry 176: 160–165.

Killaspy H, Bebbington P, Blizard R, Johnson S, Nolan F, Pilling S, King M (2006) The REACT study: randomized evaluation of assertive community treatment in north London. BMJ.

Killaspy H, Kingett S, Bebbington P, Blizard R, Johnson S, Nolan F, Pilling S, King M (2009) Randomised evaluation of assertive community treatment: 3-year outcomes. Br J Psychiatry 195: 81–82. doi: 10.1192/gjp.bp.108.059303

Killaspy H, Mas-Expósito L, Marston L, King M (2014) Ten year outcomes of participants in the REACT (Randomised Evaluation of Assertive Community Treatment in North London) study. BMC Psychiatry 14: 296.

Meier P, Chew Howard E, Andreae A, von Wyl A (2010) Psychiatrisches Case Management in der Integrierten Psychiatrie Winterthur – Zürcher Unterland. Eine qualitative Analyse (Unveröffentlichter Bericht). Zürich: Zürcher Hochschule für Angewandte Wissenschaften.

Moak ZB, Agrawal A (2010) The association between perceived interpersonal social support and physical and mental health: results from the National Epidemiological Survey on Alcohol and Related Conditions. J Public Health 32: 191-201.

Mueser KT, Bond GR, Drake RE, Resnick SG (1998) Models of community care for severe mental illness: a review of research on case Management. Schizophr Bull 24: 37–74.

Nelson EA, Maruish ME, Axler JL (2000) Effects of discharge planning and compliance with outpatient appointments on readmission rates. Psych Serv 51: 885–889.

Olfson M, Mechanic D, Boyer CA, Hansell S (1998) Linking inpatients with schizophrenia to outpatient care. Psych Serv 49: 911–917.

Owen-Smith A, Bennewith O, Donovan J, Evans J, Hawton K, Kapur N, O'Connor S, Gunnell D (2014) »When you're in the hospital, you're in a sort of bubble." Understanding the high risk of self-harm and suicide following psychiatric discharge: a qualitative study. Crisis 35: 154-160. doi: 10.1027/0227-5910/a000246

Pantuček P (2012) Soziale Diagnostik. Verfahren für die Praxis Sozialer Arbeit. 3., akt. Auflage. Wien: Böhlau.

Pevalin DJ, Goldberg DP (2003) Social precursors to onset and recovery from episodes of common mental illness. Psychol Med 33(2): 299–306.

Priebe S, Badesconyi A, Fioritti A, Hansson L, Kilian R, Torres-Gonzales F, Turner T, Wiersma D (2005) Reinstitutionalisation in mental health care: comparison of data on service provision from six European countries. BMJ 330: 123. doi: http://dx.doi.org/¬10.1136/bmj.38296.611215.AE

Priebe S, Frottier P, Gaddini A, Kilian R, Lauber C, Martinez-Leal R, Munk-Jorgensen P, Walsh D, Wiersma D, Wright D (2008) Mental health care institutions in nine European countries, 2002 to 2006. Psych Serv 59: 570–573.

Puschner B, Steffen S, Völker KA, Spitzer C, Gaebel W, Janssen B, Klein HE, Spiessl H, Steinert T, Grempler J, Muche R, Becker T (2011) Needs-oriented discharge planning for high utilisers of psychiatric services: multicentre randomised controlled trial. Epidemiol Psychiatr Sci 20: 181–92.

Qin P, Nordentoft M (2005) Suicide risk in relation to psychiatric hospitalization: Evidence based on longitudinal registers. Arch Gen Psychiatry 62: 427–432.

Roick C, Gärtner A, Heider D, Angermeyer MC (2002) Heavy user psychiatrischer Versorgungsdienste. Ein Überblick über den Stand der Forschung. Psychiatr Prax 29: 334–342.

Salize H, Rössler W, Becker T (2007) Mental health care in Germany: Current state and trends. European Archives of Psychiatry and Clinical Neuroscience 257: 92–103.

Steffen S, Kösters M, Becker T, Puschner B (2009) Discharge planning in mental health care: a systematic review of the recent literature. Acta Psychiatr Scand 120: 1–9.

Stein LI, Test MA (1980) Alternative to mental hospital treatment. I. Conceptual model, treatment program, and clinical evaluation. Arch Gen Psychiatry 37: 392–397. doi: 10.1001/archpsyc.1980.01780170034003

Test MA, Stein LI (1980) Alternative to mental hospital treatment. III. Social Cost. Arch Gen Psychiatry 37: 409-412. doi: 10.1001/archpsyc.1980.01780170051005

Tyrer P (2015) Personality dysfunction is the cause of recurrent non-cognitive mental disorder: a testable hypothesis. Personal Ment Health 9:1–7.

von Wyl A, Heim G, Rüsch N, Rössler W, Andreae A (2013) Network coordination following discharge from psychiatric inpatient treatment: a study protocol. BMC Psychiatry 13: 220.

Vigod SN, Kurdyak PA, Dennis CL, Leszcz T, Taylor VH, Blumberger DM, Seitz DP (2013) Transitional interventions to reduce early psychiatric readmissions in adults: systematic review. Br J Psychiatry 202: 187–194.

Warnke I, Nordt C, Ajdacic-Gross V, Haug A, Salize HJ, Rössler W (2010) Klinische und soziale Risikofaktoren für Wiederaufnahmen in die stationäre Psychiatrie bei Patienten mit Schizophrenie: Eine Langzeitanalyse. Neuropsychiatrie 24: 243–251.

Weisbrod BA, Test MA, Stein LI (1980) Alternative to mental hospital treatment. II. Economic benefit-cost analysis. Arch Gen Psychiatry 37: 400-405. doi: 10.1001/archpsyc.1980.01780170042004.

5 Menschen mit psychischen Erkrankungen besser in den ersten Arbeitsmarkt integrieren

Carlos Nordt und Wolfram Kawohl

Dieses Kapitel gibt einen Überblick zu Supported Employment, beschreibt die konkreten Forschungsfragen und die Methodik und fasst erste Ergebnisse dieses ZInEP-Teilprojekts zusammen.

5.1 Supported Employment und Placement-Budgets

5.1.1 Supported Employment: eine Erfolgsgeschichte

Lange vor der Einführung von Medikamenten hat Arbeits- und Beschäftigungstherapie wirkungsvoll zu einer nachhaltigen Besserung der Lebenssituation von Langzeitpatienten in den damals so genannten psychiatrischen Anstalten geführt. Mit der Auflösung der Anstalten und der Verlagerung der Betreuung schwer und chronisch psychisch Erkrankter in die Gemeinde haben sich auch die Ansprüche an arbeitsintegrierende Maßnahmen geändert. Es war nicht mehr vorrangig eine Tagesstrukturierung für die Betroffenen gefordert, sondern stattdessen berufsrehabilitative Maßnahmen, welche die Betroffenen in die Arbeitswelt (zurück-)führen sollen.

Berufliche Rehabilitation geht von der Annahme aus, dass Arbeit nicht nur Tagesstruktur und soziale Kontakte bedeutet, sondern auch das Selbstbewusstsein und die Lebensqualität verbessert. Arbeit und Beschäftigung sind auch ein Schritt weg von abhängiger Hilfe und hin zu gesellschaftlicher Integration (Bond et al. 2004).

Programme zur beruflichen Rehabilitation sehen verschiedene Schritte zur beruflichen Reintegration vor. Für wenig beeinträchtigte Personen gibt es fokussierte Angebote zur Arbeitssuche, Bewerbung und Bewerbungsgespräche. Rehabilitationsarbeitsplätze (auch in geschützten Werkstätten) sollen es ermöglichen, praktische Erfahrungen zu sammeln, mit der Option, eine Stelle auf dem ersten Arbeitsmarkt zu finden. Im ersten Arbeitsmarkt werden Stellen kompetitiv vergeben und nach den (landes-)üblichen Ansätzen entlohnt (z. B. geregelt durch Gesamtarbeitsverträge, GAV). Dem gegenüber stehen die meist staatlich subventionierten Arbeitsplätze des zweiten Arbeitsmarktes, welche aber die Reintegration in den ersten Arbeitsmarkt fördern sollen. Aber allzu oft ist der Schritt vom zweiten in den ersten Arbeitsmarkt zu groß, und die Betroffenen verbleiben auf dem geschützten Arbeitsplatz. Insbesondere geschützte Werkstätten erweisen sich diesbezüglich nicht immer, aber allzu oft als Sackgasse.

Der gegenwärtig erfolgversprechendste Ansatz der beruflichen Integration ist »Supported Employment« (Becker und Drake 2003). Im so genannten »Individual Placement and Support«-Modell unterstützt ein Job-Coach den Betroffenen, möglichst schnell einen Arbeitsplatz in der freien Wirtschaft zu finden, welcher dem Wunsch der Betroffenen entspricht. Anschließend wird das Coaching weiterfortgesetzt, so dass der Arbeitsplatz möglichst lange gehalten werden kann (Bond 1998).

Das IPS-Modell wurde in den letzten Jahren intensiv beforscht. Es eignet sich besonders gut, Menschen mit psychischen Beeinträchtigungen in den ersten Arbeitsmarkt zu integrieren (Hoffmann et al. 2014; Marshall et al. 2014; Bond et al. 2012; Campbell et al. 2011; Crowther et al. 2001; Kukla et al. 2013; Rollins et al. 2011).

5.1.2 Placement-Budgets und offene Fragestellungen in Supported Employment

Eine in Europa durchgeführte multizentrische Studie verglich, randomisiert und kontrolliert, die Effekte von »Supported Employment« und (klassischer) »Arbeitsrehabilitation« (Burns et al. 2007). In dieser Studie arbeiteten 55 % der Teilnehmenden in der »Supported Employment«-Gruppe zumindest einen Tag im Laufe der 18 Monate, in der sie durch einen Job-Coach unterstützt wurden. Dies sind zwar doppelt so viele wie in der Vergleichsgruppe (28 %), jedoch stellen sich zwei kritische Fragen. Einerseits wurden eher Arbeitsstellen mit niedriger Qualifikation, geringen Wochenpensen und geringer Entlohnung gefunden, was kaum zu einer maßgeblichen Reduktion sozialstaatlicher Leistungen führt. Andererseits konnte auch das Ziel eines ersten Stellenantritts innerhalb von 2 Monaten nicht erreicht werden, da nach 1,5 Jahren noch 45 % der Studienteilnehmer keinen einzigen Tag gearbeitet hatten, obwohl in der Studie ein Job-Coach mit einer Vollzeitanstellung konzeptgemäß nicht mehr als 25 Klienten betreute.

In diesem Zusammenhang stellt sich auch die Frage nach der langfristigen Effektivität der Intervention. Es ist fraglich, ob mit unbegrenztem Budget sowohl für die Stellensuche wie auch für den Erhalt einer gefundenen Arbeitsstelle die Ressourcen eines Job-Coachs effizient eingesetzt werden. Die Begrenzung des »Support-Budgets« eines Job-Coachs für die Erhaltung einer Arbeitsstelle bei anstehenden Problemen des Klienten am Arbeitsplatz ist nicht adäquat, da sonst langfristig Arbeitgeber keine Klienten mehr aufnehmen würden. Dagegen scheint eine Begrenzung des Budgets für die Suche einer Arbeitsstelle eher geeignet, damit die Gesamtressourcen eines Job-Coachs optimal eingesetzt werden können. Es ist denkbar – und zudem im Sinne des primären Ziels einer möglichst raschen Eingliederung in den ersten Arbeitsmarkt –, dass sowohl der Job-Coach wie auch der Klient bei geringerem Placement-Budget ihre Anstrengungen erhöhen und schneller eine Arbeitsstelle finden. »Placement-Budget« meint ein vorgegebenes Limit der Gesamtzeit in Stunden des Job-Coachs für spezifische Tätigkeiten zugunsten der Stellensuche des Klienten. Dabei sollten aus ethischen Gesichtspunkten der Job-Coach und der Klient gemeinsam vereinbaren, mit welchen Aktivitäten und in welchem Zeitraum das Placement-Budget ausgeschöpft werden soll. Jeder Klient erhält einmalig ein bestimmtes Placement-Budget, welches bei erneuter Suche nach nur kurzfristigen Arbeitstätigkeiten (weniger als 3 Wochen) weiter investiert werden kann. Sollte ein Klient jedoch durch äußere Umstände, wie etwa eine Betriebsreorganisation, seine Stelle verlieren, wird ein neues Placement-Budget gewährt.

Die Idee eines begrenzten Placement-Budgets ist neu im Ansatz von Supported Employment und insbesondere dann angemessen, wenn nicht nur eine Arbeitsstelle für die Gruppe der am schwersten psychisch erkrankten Personen vermittelt wird. Deshalb ist es unbekannt, welche Placement-Budgets für welche Gruppen angemessen wären. Dabei spielen sicherlich auch Faktoren seitens der Klienten und Job-Coaches eine Rolle. Zudem bestehen externe und kaum beeinflussbare Faktoren, wie wirtschaftliche Konjunkturlage oder spezifische Ausgestaltung sozialstaatlicher Sicherungssysteme, welche keine oder gar negative finanzielle Anreize für eine Erwerbstätigkeit bei niederen Löhnen setzen können.

Es gibt bisher kaum Untersuchungen zu individuellen Charakteristika der Klienten, welche erfolgreich mit Supported-Employment-Programmen vermittelt werden konnten. Die oben erwähnte europäische Studie fand keinen Einfluss von psychiatrischen Symptomen oder dem sozialen Funktionsniveau auf die erfolgreiche Reintegration auf dem ersten Arbeitsmarkt. Jedoch fanden Klienten, die innerhalb der letzten 5 Jahre mehr als einen Monat gearbeitet hatten, eher eine Stelle (Catty et al. 2008). Zudem war die Stellensuche für solche Personen erfolgloser, welche mit ihren privaten Beziehungen zufriedener waren. Dies wirft die Frage nach den Motiven der Stellensuchenden auf. Hierzu wurde aber noch keine Forschung unternommen, was aus sozialwissenschaftlicher Sicht als ganz wesentliches Defizit zu kritisieren ist. Das soziale Netzwerk, die Unterstützung durch das private Netzwerk, die Einstellung des gesamten Umfeldes des Klienten zu dessen Absicht, auf dem ersten Arbeitsmarkt erwerbstätig zu sein, wie auch die Bedenken des Klienten, inwieweit er als psychisch Kranker gesellschaftlich zurückgewiesen würde, wurden bisher vernachlässigt.

Insgesamt besteht ein ausgeprägtes Manko an theoretischen Modellen bei der Untersuchung von Supported Employment. So ist das Modell des überlegten Handelns (Fishbein und Ajzen 1975), die wichtigste klassische Theorie über die Beziehung zwischen Einstellung und Verhaltensabsicht geeignet (Bohner 2002), in die Evaluation von Supported Employment einbezogen zu werden. Auch bei eher sozial isolierten Menschen fließen immer auch Überzeugungen von »signifikanten Anderen« in ihre Verhaltensabsicht ein.

Die europäische Studie zu Supported Employment untersuchte auf Länderebene, ob unterschiedliche finanzielle Sozialhilfesysteme die Effektivität von Supported Employment beeinflussen (Burns et al. 2007), jedoch nicht auf der Ebene jedes einzelnen Klienten. So ist davon auszugehen, dass die Sprechung oder die Aberkennung staatlicher Finanzzuschüsse (Arbeitslosengeld, IV-Rente,

Versicherungsleistungen, Sozialfürsorge) oder auch bestehende Schulden (Privatkonkurs) die individuelle Bereitschaft einer Erwerbstätigkeit nachzugehen, beeinflussen.

5.2 ZInEP-Studie zu Supported Employment

Im Rahmen des ZInEP wurde nun eine Studie geplant, welche die oben genannten offenen Fragen aufgriff: »Placement-Budgets«, soziale Integration und Motivation standen im Vordergrund (Nordt et al. 2012).

5.2.1 Ziele und Relevanz der Studie

Im Rahmen dieses ZInEP-Teilprojektes unter dem Titel »Nutzen von ›Placement-Budgets‹ für Supported Employment zur Förderung der Integration von Menschen mit psychischen Erkrankungen in den freien Arbeitsmarkt« sollen folgende Fragestellungen untersucht werden:

1. Führt eine Begrenzung des Placement-Budgets zu einem schnelleren Antritt einer Arbeitsstelle auf dem freien Arbeitsmarkt? Wenn dies bestätigt würde, könnte ein Job-Coach mehr Zeit für die Hilfe bei Problemen während der Arbeitstätigkeit einsetzen.
2. Welche Faktoren sind mit dem schnellen Finden und dem langfristigen Erhalt einer Arbeitsstelle auf dem freien Arbeitsplatz verbunden? Zentral sind Fragen nach Motivation, Einfluss des sozialen Umfelds, finanzielle Anreize. Zum Ausschluss möglicher konfundierender Variablen werden Tests zu allgemeinen kognitiven Funktionen durchgeführt.
3. Führt die Arbeitstätigkeit in der freien Wirtschaft langfristig zu einer Besserung der psychischen Erkrankung, zu einer Verlagerung vom psychiatrischen Hilfesystem zu privatem und beruflichem Netzwerk, zur Erhöhung der finanziellen Unabhängigkeit, zur Reduktion von Stigmatisierung durch die Umwelt, zur einer besseren subjektiven Lebensqualität und zu einer hohen Arbeitszufriedenheit?

- Primäres Outcome-Kriterium: die Zeit, bis eine Arbeitsstelle gefunden wird, welche mehr als 3 Monate gehalten werden kann.
- Sekundäre Outcomes: Motivation, soziales Netzwerk, Finanzen, Lebenszufriedenheit.

Das Projekt hat einen unmittelbaren Nutzen für die beteiligten Menschen mit psychischen Erkrankungen, die zu einem großen Teil wieder in den freien Arbeitsmarkt integriert werden können und weniger unter ihren psychischen

Symptomen leiden werden. Mit hoher Wahrscheinlichkeit werden auch lang-fristige Einsparungen von sozialstaatlichen Leistungen erzielt werden können. Zudem ist es das Ziel dieses Projektes zu zeigen, wie mit geeigneten Placement-Budgets die Kosteneffektivität von Supported Employment gesteigert werden kann.

5.2.2 Methodik

Studiendesign

In gesamthaft 6 Ambulatorien der psychiatrischen Kliniken des Kantons Zürich wurden Job-Coaches trainiert, damit Supported Employment strikt nach dem »Individual Placement and Support«-Modell durchgeführt werden konnte. Ein für das Ambulatorium repräsentatives Sample aller interessierten Klienten ($N = 116$) wurde in die Studie eingeschlossen. Jedem Klienten wurde zufällig ei-nes von drei festgelegten Placement-Budgets zugelost (25, 40 oder 55 Stunden des Job-Coachs). Damit konnte jeder Job-Coach Klienten mit unterschiedlichen Placement-Budgets betreuen, was es erlaubt, den Effekt der Intervention in ei-nem möglichst realistischen Setting zu analysieren.

Ablauf der Untersuchung

Zunächst wurden interessierte Patienten und Patientinnen mündlich und schriftlich über die Studie aufgeklärt. Folgende Einschlusskriterien mussten er-füllt sein: eine aktuelle Behandlung im betreffenden psychiatrischen Ambulato-rium, keine Arbeitsstelle im ersten Arbeitsmarkt innerhalb der letzten 12 Mo-nate, keine Teilnahme an einem Berufsintegrationsprogramm in den letzten 3 Monaten, Wunsch, im ersten Arbeitsmarkt tätig zu sein, erwerbstätiges Alter (18. bis 60. Lebensjahr), Einwilligungsfähigkeit zur Studienteilnahme, wohn-haft im Kanton Zürich, ausreichende Deutschkenntnisse, keine schwere orga-nische Erkrankung (ICD-10, F0). Waren die teilnehmenden Patienten und Pa-tientinnen mit der Studienteilnahme einverstanden, unterzeichneten sie eine schriftliche Einverständniserklärung. Die Rekrutierungsphase der Klienten dauerte ein Jahr. Die Klienten wurden maximal zwei Jahre von einem Job-Coach betreut. Um Interessenskonflikte zu vermeiden, wurde eine andere Per-son mit der Datenerhebung betraut. Um langfristige Ergebnisse der Interven-tion untersuchen zu können, wurde die Studiendauer auf drei Jahre festgelegt. Dabei wurde bei Einschluss in die Studie (Baseline, t0) und je sechs Monate später (t1–t6) ein rund einstündiges Interview durchgeführt, und zwar unab-hängig davon, ob der Klient vom Job-Coach noch betreut wurde oder nicht. Bei der Baseline-Erhebung wurden Tests zu allgemeinen kognitiven Funktionen (ca. 25 Minuten) durch die Interviewer durchgeführt. Für jedes Interview er-hielt der Proband eine Entschädigung von 45 Schweizer Franken. Um in den verschiedenen Ambulatorien eine vergleichbare Datenerhebung und Befolgung des Studienprotokolls zu gewährleisten, erfolgten die randomisierte Zuteilung des Placement-Budgets, die Zeitplanung und die Dateneingabe mittels einer webbasierten Datenbank.

Erhebungsinstrumente

In der Datenerhebung wurden fast ausschließlich international validierte Skalen verwendet, die in der Medizinischen Statistik PSYREC (Psychiatriepatientenrecord) des Kantons Zürich sowie in vorgängigen Studien des eigenen Forschungsbereichs (SIPSY: Eine Längsschnitt-Studie zu den Lebensumständen psychisch erkrankter Menschen, Nordt et al. 2007; EQOLISE: Europäische Studie zu Supported Employment, Burns et al. 2007) erfolgreich an der Zielpopulation verwendet wurden:

Fremdrating durch Job-Coach bzw. psychiatrisches Betreuungsteam des Ambulatoriums:

- Typ und Schwere der psychischen Erkrankung (ICD-10-Diagnose nach Dilling et al. 1991, Schweregrad GAF nach Sass et al. 1996, CGI nach CIPS 1986, Mini-ICF nach Linden und Baron 2005 mit Bezug auf den allgemeinen Arbeitsmarkt)
- Sicherstellung der Arbeitstätigkeit des Job-Coachs gemäß dem Supported-Employment-Modell (IPS fidelity Scale, Überprüfung der Modelltreue des IPS-Workers nach Bond et al. 1997, deutsche Übersetzung)

Eigenrating durch Klienten (erhoben durch Interviewer):

- Schulbildung, Beruf und Berufserfahrung, Ersterkrankung, Ersthospitalisierung (nur t0, Client Sociodemographic and Service Receipt Inventory, CSSRI-EU nach Chisholm et al. 2000, deutsche Übersetzung)
- Inanspruchnahme von ambulanten und stationären psychiatrischen Behandlungen während der letzten 6 Monate, Wohnsituation und finanzielle Aspekte wie Arbeitslosengeld, IV-Renten oder Sozialhilfe, Versicherungsleistungen, Einkommen aus Erwerbstätigkeit (Client Sociodemographic and Service Receipt Inventory, CSSRI-EU nach Chisholm et al. 2000, deutsche Übersetzung)
- Aktuelle psychopathologische Symptomlast (BSI nach Franke 2000)
- Soziale Ressourcen (LUNST-Skalen nach Meyer 2000: Anzahl, Rollen, soziale Unterstützung, zusätzlich professionelle Helfer)
- Überzeugungen von Seiten des sozialen Umfeldes hinsichtlich der Wichtigkeit, dass der Proband eine Stelle auf dem ersten Arbeitsmarkt hat (eigene Skala nach Fishbein und Ajzen 1975)
- Ausmaß der Überzeugung, dass psychisch Kranke diskriminiert werden (Wahrgenommene Stigmatisierung nach Link et al. 1989)
- Lebensqualität (WHO-QoL-Bref nach Angermeyer 1998)
- Arbeitszufriedenheit (Indiana Job Satisfaction Scale, IJSS nach Resnick und Bond 2001, deutsche Übersetzung: Arbeitszufriedenheit der Berufstätigkeit)

Allgemeine Kognition (erhoben durch Interviewer):

- Arbeitsgeschwindigkeit (Zahlensymboltest aus WIE nach von Aster et al. 2006)
- Gedächtnisspanne (Zahlennachsprechen aus WIE nach von Aster et al. 2006)
- Exekutive Funktionen (Regensburger Wortflüssigkeits-Test nach Aschenbrenner et al. 2000)
- Interferenzunterdrückung (Stroop Test nach Bäumler 1985)
- Gedächtnis (Verbaler Lern- und Merkfähigkeitstest nach Helmstaedter et al. 2001)

5.2.3 Resultate

Wie bereits im Abschnitt 5.2.2 beschrieben ermöglicht das komplexe Studiendesign die Beantwortung verschiedener Fragen. Die Resultate bezüglich sozialer, motivationaler und kognitiver Einflussfaktoren werden im Folgenden aufgrund ihres direkten Praxisbezuges ausführlicher dargestellt.

Resultate allgemein

Insgesamt konnte die Studie gemäß Protokoll durchgeführt und abgeschlossen werden.

Rund 220 Patienten haben sich in der Rekrutierungsphase von einem Jahr für die Studie angemeldet (▶ **Abb. 5.1**). Davon wurden aus verschiedenen

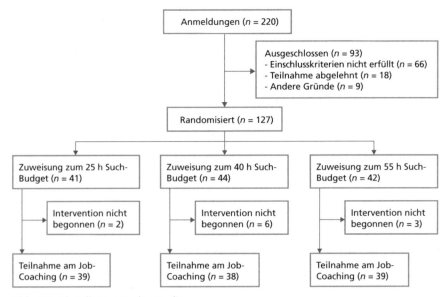

Abb. 5.1: Flussdiagramm der Studie

Gründen 93 Personen ausgeschlossen, so dass schließlich 127 Patienten auf die drei verschiedenen Budgets randomisiert werden konnten. Von den 116 Patienten, welche schlussendlich am Job-Coaching der Studie teilnahmen, erhielten 39 ein Suchbudget von 25 Stunden, 38 ein Budget von 40 Stunden und 39 ein Budget von 55 Stunden. Die Zeitbudgets wurden fast nie aufgebraucht, was dafür spricht, dass sehr verantwortungsbewusst mit der Budgetierung umgegangen wurde. Weder die Job-Coaches noch die Patienten empfanden die Limitierung auf eine bestimmte Anzahl Stunden für die Arbeitsstellensuche als Belastung.

In Tabelle 5.1 sind die wichtigsten Merkmale der Stichprobe der 116 Studienteilnehmenden aufgeführt.

In die Studie wurden 59 weibliche und 57 männliche Teilnehmer eingeschlossen. Das Durchschnittalter betrug 41 Jahre. Das Durchschnitteinkommen lag bei 2.759 CHF, was etwa der Hälfte des Bruttoeinkommens im Einzugsgebiet der Studie entspricht (6.000 CHF laut Bundesamt für Statistik, www.bfs.¬ admin.ch, Zugriff am 14.09.2015). Die Ausbildung ist repräsentativ für ambulante Patienten und Patientinnen.

Die meisten Teilnehmenden hatten eine affektive Störung gemäß ICD-10. Der »clinical global impression« CGI (1 bis 7) hatte durchschnittlich 4,9 Punkte, 4 Punkte entsprechen »mäßig krank«, 5 Punkte entsprechen »deutlich krank«. Das »global assessment of functioning« (GAF) hatte einen Range von 20 bis 85 mit einem Durchschnitt von 57 Punkten. Die psychologische Belastung, gemessen mit dem Brief Symptom Inventory (BSI), war ziemlich hoch: Mittelwert ist GSI = 1,02, was einem T-Score von 72 entspricht. Ein klinisch signifikanter Score ist T ≥ 63. Der Mittelwert der Quality of Life betrug 57,3, was im Mittel ein vergleichbar tiefer Wert war, wie er in einer anderen Studie im gleichen Einzugsgebiet gefunden wurde (Nordt et al. 2007).

98 % der Studienteilnehmer fanden, es sei wichtig oder sehr wichtig, im ersten Arbeitsmarkt zu arbeiten. 57,8 % der Stichprobe fanden während des zwei Jahre dauernden Jobcoachings eine Stelle im freien Arbeitsmarkt.

Resultate hinsichtlich Motivation und Kognition

Eigenmotivation, subjektive Normen und Unterstützung des sozialen Netzwerkes sind zentrale Faktoren im Supported Employment. Eine Untersuchung mit einem eigens entwickelten Fragebogen zeigte, dass die Studienteilnehmenden motiviert sind, im ersten Arbeitsmarkt zu arbeiten (Brantschen et al. 2014). Die Teilnehmenden gaben an, dass ihr soziales Netz sie in diesem Vorhaben unterstützt, auch wenn die Eigenmotivation der Studienteilnehmenden höher war als die wahrgenommene Motivation des sozialen Umfelds. Dabei zeigte sich das ganze soziale Netz unterstützend, es gab keine Kategorie von Personen, welche als nicht unterstützend wahrgenommen wurde. Als besonders wichtig beurteilten die Teilnehmenden die Unterstützung durch ihre Behandler. Dies zeigt, dass Behandler viel zur Arbeitsintegration beitragen können, indem sie das Ziel ihrer Patienten, eine Stelle im ersten Arbeitsmarkt zu suchen, unterstützen.

Tab. 5.1: Teilnehmerbeschrieb (*N* = 116)

Geschlecht	weiblich	59
	männlich	57
Alter		41 Jahre; *SD* = 10; 19 bis 60 Jahre
Lebt in einer Partnerschaft		46,6 %
Einkommen (alle Quellen)		2.759 CHF; *SD* = 1980 (*N* = 113)
Hauptdiagnose (ICD-10)	F1	10,3 %
	F2	9,5 %
	F3	43,1 %
	F4	18,1 %
	F6	13,8 %
	andere	5,2 %
Ausbildung	Lehre absolviert	66,4 %
	keine Lehre	33,6 %
Dauer der Arbeitslosigkeit		2,9 Jahre; *SD* = 2,6; 1 bis 15 Jahre
Wohnverhältnisse	eigene Wohnung	93,1 %
	Institution	4,3 %
	ohne festen Wohnsitz	0,9 %
	anderes	1,7 %
Global Severity Index GSI (0–4)		1,02; *SD* = 0,7
GSI T-Score (0–80)		72
Clinical global impression CGI (1–7)		4,9; *SD* = 1,1
Global assessment of functioning GAF (0–100)		57; Range: 20 bis 85
Quality of Life (Skala 0–3)		57,3; *SD* = 12,7

Da die Motivation der Teilnehmenden im Supported Employment als wichtig erachtet wird, aber noch wenig untersucht wurde, haben wir zudem motivationale Aspekte in einem Motivationsmodell vertieft. Aufgrund des bekannten Modells von Heckhausen und Heckhausen (2010) wurden zwei Aspekte der Motivation erfasst: Die Handlungs-Ergebnis-Erwartung und die Situations-Ergebnis-Erwartung. Erstere impliziert, dass die eigene Initiative als notwendig erachtet wird, um zum gewünschten Ziel zu gelangen, etwa indem ein Teilnehmender Bewerbungen schreibt. Letztere beschreibt die Haltung, der Job-Coach habe dafür zu sorgen, dass die Patienten einen Job erhalten. Es zeigte sich, dass Studienteilnehmende mit einer Handlungs-Ergebnis-Erwartung eher eine Stelle im ersten Arbeitsmarkt fanden. Die oben erwähnte Eigenmotivation förderte eine Handlungs-Ergebnis-Erwartung. Auch waren Frauen mit höherem Einkommen und besserer Lebensqualität eher handlungsmotiviert. Die vorliegenden Resultate weisen darauf hin, dass Job-Coaches im Supported Employment bei allen Patienten eine aktive Haltung fördern sollten, da ein Zwischenerfolg (z. B. ein gutes Dossier erstellt zu haben) motivierend wirken kann. Andererseits sollten Job-Coaches auch erwägen, bei stark situationsmotivierten Patienten aktiv eine passende Stelle zu akquirieren.

Neben motivationalen Faktoren spielten auch die bei psychiatrischen Patienten oft beeinträchtigten kognitiven Fähigkeiten eine Rolle bei der Arbeitsintegration. Obwohl Supported Employment nach dem Grundsatz arbeitet, jede Person könne im ersten Arbeitsmarkt arbeiten, sofern ihre Fähigkeiten und Neigungen mit den Anforderungen der Arbeit übereinstimmen, können starke kognitive Einschränkungen dennoch die Arbeitsfähigkeit derart beeinträchtigen, dass es eine (zu) große Herausforderung ist, einen passenden Job zu finden. Eine der Fragestellungen der vorliegenden Studie bezog sich darauf, welche kognitiven Parameter besonders mit dem Erfolg des Supported Employment zusammenhängen. Es zeigte sich, dass vor allem ein schlechteres verbales Lernvermögen mit weniger Erfolg bei der Stellensuche zusammenhing. Einerseits legt dies den Schluss nahe, dass das verbale Lernvermögen im Rahmen einer Reintegration in den ersten Arbeitsmarkt gefördert werden sollte. Andererseits ist noch zu wenig darüber bekannt, wie kognitive Fähigkeiten, Erfolg der Arbeitsintegration und mögliche weitere Einflussfaktoren zusammenhängen, und es sind dringend weitere Studien zum Thema notwendig.

5.3 Resümee und Ausblick

Zusammenfassend lässt sich sagen, dass sich das Erfolgsmodell Supported Employment durch gut konzipierte Studien und deren Erkenntnisse weiter verbessern lässt. Dazu zählen ein zielgerichteter Einsatz des Zeitbudgets, die mögliche Reduktion starker Defizite im kognitiven Bereich und das differenzierte Eingehen auf Aspekte der Motivation der Klienten. Die vorliegende Studie ging einen Schritt auf diesem Weg, es werden jedoch noch weitere folgen müssen, bis sicheres Wissen erarbeitet ist, das dann in die Praxis umgesetzt werden kann. Gleichzeitig hat das Teilprojekt dazu beigetragen, Supported Employment fester in der Versorgungslandschaft des Kantons Zürich zu verankern. Während es zuvor nur an der Psychiatrischen Universitätsklinik (PUK) Zürich ein derartiges Angebot gegeben hatte, wurde als direkte Folge des Projekts ein neues Supported-Employment-Angebot in der integrierten Psychiatrie Winterthur – Zürcher Unterland (IPW) geschaffen. Gleichzeitig wurde das bestehende Angebot der PUK ausgebaut, so dass Job-Coaches aus dem Projekt in das klinische Supported Employment wechseln konnten und die Expertise für die Routineversorgung erhalten blieb.

Literatur

Angermeyer MC (1998) WHO-QoL-Bref, Kurzversion des Fragebogens zur gesundheitsbezogenen Lebensqualität, deutsche Version. Leipzig: Universitätsklinikum, Klinik und Poliklinik für Psychiatrie.

Aschenbrenner S, Tucha O, Lange KW (2000) RWT, Regensburger Wortflüssigkeits-Test. Göttingen: Hogrefe.

Bäumler G (1985) Farbe-Wort-Interferenztest (FWIT) nach J.R. Stroop. Handanweisung. Göttingen: Hogrefe.

Becker DR, Drake RE (2003) A working life for people with severe mental illness. New York: Oxford University Press.

Bohner G (2002) Einstellungen. In: Strobe R, Jonas K, Hewstone M (Hrsg.). Sozialpsychologie (4. Auflage). Berlin: Springer, S. 265–315.

Bond GR, Becker DR, Drake RE, Vogler KM (1997) A fidelity scale for the Individual Placement and Support model of supported employment. Rehabilitation Counseling Bulletin 40: 265–184.

Bond GR (1998) Principles of the Individual Placement and Support model: empirical support. Psychiatric Rehabilitation Journal 22(1): 11–23.

Bond GR, Salyers MP, Rollins AL, Rapp CA, Zipple AM (2004) How evidence-based practices contribute to the community integration. Community Mental Health Journal 6: 569–588.

Bond GR, Drake RE, Becker DR (2012) Generalizability of the Individual Placement and Support (IPS) model of supported employment outside the US. World Psychiatry 11 (1): 32–39.

Brantschen E, Kawohl W, Rössler W, Bärtsch B, Nordt C (2014) Supported employment – improving competitive employment for people with mental illness: The role of motivation and social network. Journal of Vocational Rehabilitation 40: 41–47.

Burns T, Catty J, Becker T, Drake RE, Fioritti A, Knapp M, Lauber C, Rössler W, Tomov T, van Busschbach J, White S, Wiersma D, for the EQOLISE Group (2007) The effectiveness of supported employment for people with severe mental illness: a randomised controlled trial. Lancet 370: 1146–1152.

Campbell K, Bond GR, Drake RE (2011) Who benefits from supported employment: a meta-analytic study. Schizophrenia Bulletin 37: 370–380.

Catty J, Lissouba P, White S, Becker T, Drake RE, Fioritti A, Knapp W, Lauber C, Rössler W, Tomov T, van Busschbach J, Wiersma D, Burns T, on behalf of the EQOLISE Group (2008) Predictors of employment for people with severe mental illness: results of an international six-centre randomised trial. British Journal of Psychiatry 192: 224–231.

Chisholm D, Knapp MRJ, Knudsen HC, Amaddeo F, Gaite L, van Wijngaarden B and the Epsilon Study Group (2000) Client Socio-Demographic and Service Receipt Inventory – European Version: development of an instrument for international research. British Journal of Psychiatry 177 (suppl 39): 28–33.

CIPS (Hrsg.) (1986) Internationale Skalen für Psychiatrie. Collegium Internationale Psychiatriae Scalarum. Weinheim: Beltz.

Crowther R, Marshall M, Bond G, Huxley P (2001) Helping people with severe mental illness to obtain work: systematic review. British Medical Journal 322: 204–208.

Dilling H, Mombour W, Schmidt MH (Hrsg.) (1991) Internationale Klassifikationen psychischer Störungen ICD-10. Bern: Huber.

Fishbein M, Ajzen I (1975) Belief, attitude, intention, and behaviour. Reading, MA: Addison-Wesley.

Franke, GH (2000) BSI, Kurzversion des SCL-90 von Derogatis, deutsche Version. Göttingen: Beltz.

Heckhausen J, Heckhausen H (2010) Motivation und Handeln (4. Auflage). Berlin: Springer.

Helmstaedter C, Lendt M, Lux S (2001) Verbaler Lern- und Merkfähigkeitstest, VLMT. Göttingen: Beltz Test GmbH.

Hoffmann H, Jäckel D, Glauser S, Mueser K, Kupper Z (2014) Long-Term Effectiveness of Supported Employment: 5-Year Follow-Up of a Randomized Controlled Trail. American Journal of Psychiatry 171: 1183–1190.

Kukla M, Bond GR (2013) A randomized controlled trial of evidence-based supported employment: nonvocational outcomes. Journal of Vocational Rehabilitation 38: 91–98.

Linden M, Baron S (2005) Das »Mini-ICF-Rating für psychische Störungen (Mini-ICF-P)«. Ein Kurzinstrument zur Beurteilung von Fähigkeitsstörungen bei psychischen Erkrankungen. Rehabilitation 44: 144–151.

Link BG, Cullen FT, Struening E, Shrout PE, Dohrenwend BP (1989) A modified labeling theory approach to mental disorders: An empirical assessment. American Sociological Review 54: 400–423.

Marshall T, Goldberg RW, Braude L, Dougherty RH, Daniels AS, Ghose SS, George P, Delfin-Rittmon ME (2014) Supported Employment: Assessing the evidence. Psychiatric Services 65: 16–23.

Meyer PC (2000) Rollenkonfigurationen, Rollenfunktionen und Gesundheit. Zusammenhänge zwischen sozialen Rollen, sozialem Stress, Unterstützung und Gesundheit. Opladen: Leske+Budrich.

Nordt C, Müller B, Rössler W, Lauber C (2007) Predictors and course of vocational status, income, and quality of life in people with severe mental illness: A naturalistic study. Social Science & Medicine 65: 1420–1429.

Nordt C, Brantschen E, Kawohl W, Bärtsch B, Haker H, Rüsch N, Rössler W (2012) ‹Placement budgets› for supported employment – improving competitive employment for people with mental illness: study protocol of a multicentre randomized controlled trial. BMC Psychiatry 12: 165.

Resnick SG, Bond GR (2001) The Indiana Job Satisfaction Scale: Job satisfaction in vocational rehabilitation for people with severe mental illness. Psychiatric Rehabilitation Journal 25: 12–19.

Rollins AL, Bond GR, Jones AM, Kukla M, Collins LA (2011) Workplace social networks and their relationship with job outcomes and other employment characteristics for people with severe mental illness. Journal of Vocational Rehabilitation 35: 243–252.

Sass H, Wittchen H-U, Zaudig M (1996) Diagnostisches und Statistisches Manual Psychischer Störungen DSM-IV. Göttingen: Hogrefe.

Von Aster M, Neubauer A, Horn R (Hrsg.) (2006) Wechsler Intelligenztest für Erwachsene. Deutschsprachige Bearbeitung und Adaptation des WAIS-III von David Wechsler. Frankfurt/M: Harcourt Test Services.

6 Was könnten Neuro- und Soziophysiologie zukünftig zur klinischen Praxis beitragen?

Helene Haker und Wolfram Kawohl

Das Teilprojekt »Zentrum für Neuro- und Soziophysiologie« (ZNS) des ZInEP ist ein Querschnittsprojekt mit Beziehungen zu verschiedenen anderen Teilprojekten. Im Rahmen dieses Teilprojektes wurde, teils aus vorhandenen, teils aus Projektmitteln, ein Laboratorium mit verschiedenen neurophysiologischen und soziophysiologisch-neuropsychologischen Untersuchungsmöglichkeiten aufgebaut. Aufgabe dieser ZNS-Labor genannten Einrichtung war es, entsprechende Untersuchungen mit den Probanden der Teilprojekte (TP) 1 (Epidemiologie) (▶ **Kap. 1**), TP 2 (Früherkennungszentrum) (▶ **Kap. 2**) sowie TP 5 (Supported Employment) (▶ **Kap. 5**) durchzuführen. Aus organisatorischen Gründen bot sich die Zusammenfassung der Bereiche Neuro- und Soziophysiologie in einem gemeinsamen Teilprojekt und gemeinsamen Räumlichkeiten an, so dass die Projektmitarbeitenden in beiden Bereichen geschult werden konnten und für die Probanden ein flüssiger Ablauf der Untersuchungen garantiert werden konnte. Die im ZNS durchgeführten Untersuchungen dienen in Verbindung mit den in den weiteren Teilstudien erhobenen personenbezogenen Daten der Bestimmung von Krankheitsmerkmalen wie Markern oder auch, mit genetischem Bezug, Endophänotypen. Diese Krankheitsmerkmale gehen weit über diejenigen hinaus, die bei der klinisch-psychiatrischen Untersuchung erhoben werden. Dies soll weitere Aufschlüsse über Ursachen und Merkmale psychischer Störungen ermöglichen und letzten Endes zu genauerer Diagnostik und fokussierter, personalisierter Therapie führen.

6.1 Neurophysiologie: Übersicht

Eine gemeinsame Auswertung der in den Teilstudien und im ZNS erhobenen personenbezogenen Daten beinhaltet die Korrelation bei erhobenen krankheitsbezogenen und soziodemographischen Daten mit den im ZNS gemessenen neurophysiologischen Daten. Es ist hierdurch zu erwarten, dass bestimmte Krankheitsbilder mit neurophysiologischen Veränderungen in Zusammenhang gebracht werden können. Zu einem späteren Zeitpunkt wäre dann ein Einsatz der Messmethoden in der klinischen Diagnostik und zur Vorbereitung gezielter personalisierter Therapiemethoden möglich.

Die im ZNS des ZInEP zur Anwendung kommenden Verfahren ergänzen sich. Bei der Auswahl apparativer Diagnostik ist insbesondere in der Psychiatrie darauf zu achten, dass die angewandten Verfahren besonders schonend und risikolos sind. In Bezug auf die Probanden des TP 1 werden Assoziationen zwischen neurophysiologischen Veränderungen und der Ausprägung subklinischer psychotischer Symptome hypothetisiert. In Bezug auf das TP 2 ist das Ziel der neurophysiologischen Untersuchungen die Identifizierung von Krankheitsmarkern, die ggf. bereits vor Ausbruch einer Erkrankung bestehen. Die neurophysiologischen Messdaten werden mit den neuropsychologischen Parametern korreliert. Eine Teilgruppe wird mit einer gesunden Kontrollgruppe verglichen. Es gibt bislang eher wenige neurophysiologische Untersuchungen, die im Prodromalstadium ansetzen. Einem späteren Einsatz der Messungen in der klinischen Routine mit dem Ziel der Identifikation von Menschen, die besonders gefährdet sind an einer psychotischen Störung zu erkranken, würde so die Grundlage bereitet.

6.1.1 Ereigniskorrelierte Potentiale (EKP)

EKP sind systematische Potentialveränderungen, die durch einen externen Reiz (z. B. einen Ton, den man über Kopfhörer hört) ausgelöst werden (Scherg und Picton 1991). Mit Hilfe der Elektroenzephalographie (EEG) können solche Potentiale gemessen werden. Hierzu werden gleichförmige Reize mehrfach präsentiert. Die im Zusammenhang damit auftretenden hirnelektrischen Potentiale werden mathematisch gemittelt. Durch diese Mittelung werden die jeweils mit gleicher Latenz nach dem Stimulus auftretenden Potentiale aus der Grundaktivität, dem sogenannten Rauschen, herausgehoben. Veränderungen bestimmter Botenstoffe im Gehirn, z. B. bei Depressionen, führen zu veränderten EKP. In Zukunft sollen EKP in der klinischen Routine eingesetzt werden.

6.1.2 Funktionelle Nahinfrarotspektroskopie

Die funktionelle Nahinfrarotspektroskopie (fNIRS) ist ein bildgebendes Verfahren zur Messung der Aktivität des Gehirns (Hock et al. 1995). Bei der NIRS werden Änderungen des Sauerstoffgehaltes im Blut durch die Schädeldecke hindurch mit Nahinfrarot-Licht gemessen. Hieraus können Rückschlüsse auf umschriebene Aktivierungen in der Großhirnrinde abgeleitet werden. Bei der NIRS handelt es sich um ein innovatives Verfahren. Es ist zu erwarten, dass die NIRS weiteren Eingang in die psychiatrische Forschung und auch die klinische Diagnostik finden wird. Es liegen vielversprechende NIRS-Studien zu verschiedenen Störungen, insbesondere Demenz, Depression und Schizophrenie vor. Im Gegensatz zu anderen, erheblich aufwändigeren Verfahren wie beispielsweise der Kernspintomographie, ist die Messung für die untersuchte Person angenehmer, da keine »Röhre« gebraucht wird, sondern eine Kappe ähnlich derer bei der EEG- und EKP-Messung benutzt wird. Das Verfahren ist relativ robust gegenüber Bewegungsartefakten, so dass auch Paradigmen, die einer motorischen

Antwort bedürfen, durchgeführt werden können. Mittlerweile stehen moderne Multikanalgeräte zur Verfügung. Die bedingt eine verbesserte räumliche Aussagekraft.

6.2 Neurophysiologie: Untersuchungen und Analysen

Insgesamt wurden im neurophysiologischen Teil des ZNS 588 Untersuchungen durchgeführt, 232 davon für das TP 1, 222 für den Messzeitpunkt t0 und 84 für den Messzeitpunkt t2 des TP 2 sowie 50 im Rahmen der Untersuchung einer gesunden Kontrollgruppe. Die folgende Paradigmen waren Teil dieser Untersuchungen.

6.2.1 Lautstärkeabhängigkeit akustisch evozierter Potentiale

Die Lautstärkeabhängigkeit akustisch evozierter Potentiale (LAAEP) ist ein neurophysiologischer Parameter, der in engem Zusammenhang zum zentralen serotonergen System steht (Kawohl et al. 2008b). Im Rahmen des entsprechenden neurophysiologischen Paradigmas werden, z. B. mittels eines Kopfhörers, Töne unterschiedlicher Lautstärke präsentiert. Die dadurch hervorgerufenen Potentiale werden elektroenzephalographisch abgeleitet. Die Amplitude der gemessenen Potentiale hängt von der jeweils präsentierten Lautstärke der Töne ab. Einem gängigen Modell dieser Lautstärkeabhängigkeit, der LAAEP, gemäß ist diese umso größer, je geringer die zentrale serotonerge Aktivität ausgeprägt ist. Beispielsweise wurde mit dieser Methodik bereits erfolgreich die Prädiktion auf das Ansprechen eines serotonergen Antidepressivums getätigt (Juckel et al. 2007). Neben der serotonergen Abhängigkeit gibt es aber auch Hinweise auf die Einflussnahme anderer neurotransmissiver Parameter wie Dopamin und Stickoxid auf die LAAEP (Juckel et al. 2008; Kawohl et al. 2008a). Die LAAEP wurde im Rahmen des TP 6 abgeleitet, da aus anderen Untersuchungen Hinweise auf LAAEP-Veränderungen bei psychotischen Störungen bestehen (Wyss et al. 2013) und daher anzunehmen ist, dass sowohl in subklinischen (TP 1) als auch in Risikozuständen (TP 2) psychotischer Störungen LAAEP-Veränderungen im Vergleich zu symptomarmen bzw. gesunden Kontrollpersonen nachweisbar sind. Angesichts entsprechender Beschreibungen bei affektiven Störungen sind bzgl. des Risikozustands einer bipolar affektiven Störung ebenfalls LAAEP-Veränderungen zu erwarten.

6.2.2 Somatosensorisch Evozierte Potentiale

Die im TP 6 (ZNS) abgeleiteten Somatosensorisch Evozierten Potentiale (SEP) wurden durch eine schmerzlose elektrische Stimulation des mittleren Handnervs (Nervus medianus) hervorgerufen. Das entsprechende an der Kopfoberfläche ableitbare Potential tritt als Negativierung um 20 Millisekunden (ms) nach dem jeweiligen elektrischen Reiz auf und wird daher als N20 bezeichnet. Bei der N20 handelt es sich um ein Epiphänomen neuroelektrischer Aktivität im somatosensorischen Brodmann-Areal 3b der Hirnrinde. In der neurologischen Routinediagnostik werden derartige SEP z. B. in der Abklärung bei Verdacht auf Erkrankungen mit Schäden an den Markscheiden der Nerven, wie beispielsweise bei der Multiplen Sklerose, eingesetzt. Während die N20 eine Frequenz von ca. 70 Hz aufweist, ist diesem Potential eine hochfrequente Aktivität mit sehr niedriger Amplitude und einer Frequenz von 600 Hz unterlagert. Diese Hochfrequenzaktivität (HF-SEP) wird erst bei einer Filterung sichtbar, bei welcher die höheramplitudige Niederfrequenzaktivität der N20 durch einen Hochpassfilter von z. B. 400 Hz weggefiltert wird. Die HF-SEP werden als Epiphänomen inhibitorischer Aktivität interpretiert und haben ihren Ursprung in inhibitorischen Interneuronen (Ozaki und Hashimoto 2005) oder in synchronisierten Entladungen verschiedener anderer spezifischer Neurone wie z. B. den Pyramidenzellen selbst (Curio 2000). Bei verschiedenen neuropsychiatrischen Störungsbildern wie MS und Morbus Parkinson (Gobbele et al. 2003; Gobbele et al. 2008) sowie bei Schizophrenie (Norra et al. 2004; Waberski et al. 2004) wurden Veränderungen der HF-SEP nachgewiesen. In Analogie hierzu sind auch bei subklinischen und Risikozuständen psychotischer Störungen Veränderungen der HF-SEP zu erwarten. Mittlerweile konnten im Rahmen von ZInEP HF-SEP-Veränderungen bei Probanden im Risikozustand einer Schizophrenie nachgewiesen werden (Hagenmuller et al. 2014). Mit insgesamt 202 Probanden ist dies die unseres Wissens nach größte publizierte SEP-Studie.

6.2.3 Mismatch Negativity

Die Mismatch Negativity (MMN) ist ein in der Schizophrenieforschung weit verbreiteter Parameter. Im Rahmen des entsprechenden Paradigmas werden beispielsweise Töne einer bestimmten Dauer, Lautstärke und Frequenz präsentiert. In diese Präsentation sind einzelne, seltener vorkommende und bzgl. der genannten Merkmale jeweils in einer Qualität abweichende Töne eingestreut. Es handelt sich also um eine Abfolge gleichförmiger Töne, die von einzelnen abweichenden Tönen unterbrochen werden. Der Proband soll während der Untersuchung seine Aufmerksamkeit auf einen anderen Reiz richten, beispielsweise indem er gleichzeitig etwas liest oder einen Film schaut. Auf die abweichenden Töne hin entsteht dann ein aufmerksamkeitsunabhängiges EKP, welche mit einer Latenz von ca. 150–250 ms auftritt. Dieses EKP ist die sog. MMN. Es gibt zahlreiche Hinweise darauf, dass die MMN in einem engen Bezug zur glutamatergen Neurotransmission steht (Korostenskaja et al. 2007). So beeinflusst die Gabe von NMDA-Rezeptor-Antagonisten das Auftreten der MMN. Studien zu MMN-Veränderungen bei Schizophrenie (Javitt 2000), bei Risikozuständen schizophrener Störungen (Naatanen et al. 2015) und auch bei Modellpsychosen (Heekeren et al. 2008), also künstlich hervorgerufenen psychotischen Zuständen, liegen vor. MMN-Abweichungen bei subklinischen Psychosen sind also ebenfalls denkbar.

6.2.4 NoGo-Anteriorization

Bei der NoGo-Anteriorization (NGA) handelt es sich um einen Parameter zur Bestimmung der präfrontalen kortikalen Funktion (Fallgatter und Strik 1999). Der Proband führt eine sog. Go-NoGo-Aufgabe durch, das heißt, er hat den Auftrag, auf bestimmte Reize, die auf einem Bildschirm dargeboten werden, mit einem Tastendruck zu reagieren (Go) und diesen Tastendruck bei anderen Reizen zur unterlassen (NoGo). Mit dem Unterlassen oder Unterdrücken der Reaktion geht eine Verschiebung des gemessenen EKP nach weiter vorn einher. Dieser Effekt ist die NGA. Bei Probanden mit Schizophrenie ist diese Anteriorisierung geringer ausgeprägt als bei gesunden Vergleichsprobanden (Ehlis et al. 2007). Da die NGA normalerweise eine hohe intraindividuelle Konstanz aufweist, ist eine Veränderung bereits vor Ausbruch der Erkrankung denkbar.

6.2.5 Wortflüssigkeitstest

Der Verbal Fluency Test (VFT) oder Wortflüssigkeitstest wurde während einer fNIRS-Ableitung durchgeführt. Beim VFT handelt es sich um einen gut etablierten Versuch, bei dem der Proband aufgefordert wird, so viele Substantive wie möglich, die mit einem vorgegebenen Buchstaben beginnen, zu nennen oder aber möglichst viele zu einer bestimmten Kategorie (z. B. Tiere) zugehörige Substantive. Dies geht mit einer Aktivierung präfrontaler kortikaler Areale einher. Die Unempfindlichkeit von NIRS gegenüber Bewegungsartefakten kommt dabei durch die Möglichkeit der gesprochenen Antwort im Gegensatz zu anderen bildgebenden Verfahren, bei denen die Aufgabe stumm durchgeführt werden muss, voll zum Tragen. Da bereits Befunde zu spezifischen Veränderungen bei Schizophrenie und bipolar affektiver Störung vorliegen, erschien eine Anwendung des VFT für die Probandengruppen aus TP 1 und TP 2 sinnvoll.

6.2.6 Emotions-Stroop-Test

Diese Aufgabe wurde ebenfalls als fNIRS-Versuch durchgeführt. Beim Emotions-Stroop-Test (EST) werden auf dem Bildschirm Wörter mit emotionaler Bedeutung präsentiert und die Versuchsperson ist aufgefordert, die Farbe, in der das Wort abgebildet ist, zu benennen. Die emotionale Bedeutung des jeweiligen Wortes wirkt sich auf die Dauer der Antwortlatenz aus. Aus Untersuchungen mit Angstpatienten ist eine Beteiligung des dorsolateralen präfrontalen

Kortex (DLPFC) sowie des medialen präfrontalen Kortex (MPFC) beschrieben. Neben nicht bildgebungsgestützten Hinweisen auf spezifische Veränderungen bei Schizophrenie und bipolar affektiver Störung (Besnier et al. 2009; Besnier et al. 2011) liegen nur wenige Bildgebungsbefunde zu Veränderungen des EST bei Schizophrenie vor (Park et al. 2008).

6.3   Soziophysiologie: Übersicht

Menschen mit schweren psychischen Erkrankungen leiden oft an Schwierigkeiten in der sozialen Interaktion, welche eine erfolgreiche Integration in die Gesellschaft und in die Arbeitswelt erschweren. Sei es als Teil ihres Krankheitsbildes oder als sekundäre Folge im Sinne einer veränderten sozialen Entwicklung in Jugend und jungem Erwachsenenalter, welche durch die Krankheit geprägt waren, oder auch als Folge sozialer Isolation. Diese Beeinträchtigungen machen sich oft bereits im ersten Kontakt in der Kommunikation mit den Betroffenen bemerkbar und tragen zu Stigmatisierung und Ausgrenzung bei (Penn et al. 2000).

Ziel dieses Teils des TP 6 war es, verschiedene Funktionen, welche für ein soziales Funktionieren benötigt werden, unter Laborbedingungen zu messen, um sie in drei Teilprojekten mit den jeweils dort erhobenen Daten in Verbindung zu bringen. Als Oberbegriff für diese Funktionen haben wir den Begriff Soziophysiologie gewählt, da wir neben den klassischen kognitiven Funktionen (soziale Kognition) auch körperbetonte soziale Funktionen wie die Resonanzfähigkeit (s. u.) erfasst haben (Haker et al. 2010).

Unter sozialer Kognition versteht man diejenigen bewussten oder unbewussten kognitiven Funktionen, welche soziale Signale erfassen, reflektieren und generieren (Penn et al. 2008). Funktionen, welche bei verschiedenen psychischen Störungen schon untersucht und oft als verändert erfasst wurden, sind das Erkennen, d. h. Unterscheiden, und Benennen von Emotionen, z. B. in Gesichtsausdrücken oder im Klang der Sprache (Edwards et al. 2002), das Erfassen der Intention eines anderen (Frith 2004) oder auch die Fähigkeit, zwischen selbst- und fremdgenerierten Wahrnehmungen zu unterscheiden (Schimansky et al. 2010). Soziales Interagieren findet aber nicht nur auf kognitiver Ebene statt. Auch körperliche Reaktionen beider Interaktionspartner dienen als interpretierbare Signale. So signalisieren z. B. Ansteckungsphänomene, wie das Einnehmen der gleichen Körperposition, dem Gegenüber eine im übertragenen Sinne zugeneigte Haltung und lassen den Interaktionspartner sympathischer erscheinen. Genauso kann das Ausbleiben eines natürlichen »Mitschwingens« Irritation und Ablehnung hervorrufen (Chartrand und Bargh 1999). Diese körperlichen Reaktionen werden unter dem Begriff der Resonanzfähigkeit zusammengefasst und sind ebenfalls bei verschiedenen psychischen Störungen verändert, meist vermindert (Haker und Rössler 2009; Nietlisbach et al. 2010; Hagenmuller et al. 2012).

In wieweit sozialkognitive Funktionen von nicht sozialen kognitiven Funktionen wie Aufmerksamkeit, Gedächtnis etc. abhängen, ist nicht ganz klar. Es scheint, dass intakte nicht sozialkognitive Fähigkeiten eine Voraussetzung für sozialkognitive Fähigkeiten darstellen, doch die Befunde sind widersprüchlich (Fanning et al. 2012). Viele Untersuchungen sprechen für eine Mediatorrolle der sozialkognitiven Fähigkeiten zwischen nicht-sozialer Kognition und sozialem Funktionsniveau, wenn auch hier die Befunde nicht ganz eindeutig sind (Fett et al. 2011). Auch die Lebensqualität Betroffener hängt mit ihren sozialkognitiven Fähigkeiten zusammen (Maat et al. 2012).

Verschiedentlich wurden für psychiatrische Patienten sozialkognitive Trainingsprogramme entwickelt und untersucht. Verbesserung einzelner Fähigkeiten wie Emotionserkennung (Sachs et al. 2012) oder Theory of Mind (Bechi et al. 2013) konnten damit erzielt werden. Eine anhaltende Wirkung längere Zeit über die Dauer des Trainings hinaus wurde jedoch noch kaum untersucht.

Details zu den angewandten Untersuchungen in den einzelnen ZInEP Teilprojekt-Kollektiven sowie die jeweiligen Fragestellungen und geplanten Auswertungen sind im folgenden Abschnitt beschrieben.

6.4 Soziophysiologie: Untersuchungen und Analysen

6.4.1 Testbatterie

Nachfolgende Testbatterie wurde neben den oben beschriebenen neurophysiologischen Maßen im Labor für Neuro- und Soziophysiologie angewandt.

Emotionserkennung: Folgende Test wurden aus dem »University of Pennsylvania Computerized Neuropsychological Testing« System (Gur et al. 2001b) verwendet: »PENN Facial Memory Task« (Gur et al. 2001a), »PENN Emotion Recognition Task« (Gur et al. 2002), ›PENN Emotion Discrimination Task‹ (Erwin et al. 1992) und ›PENN Facial Emotion Acuity Task‹ (Sachs et al. 2004).

Theory of Mind: Das Erkennen von komplexen Emotionen, d. h. Emotionen und Intentionen, wurde mit dem »Reading the Mind in the Eyes Test« erfasst (Baron-Cohen et al. 1997).

Sozialer Attributionsstil: wurde mit dem »Attributions Test« von Rössler und Lackus (1986) gemäß der Theorie von Kelly (1967) erfasst.

Selbst-Fremd-Unterscheidung wurde mittels eines visuo-motorischen »Agency Tests« erfasst (Schimansky et al. 2010).

Resonanzfähigkeit: Ansteckbarkeit durch Gähnen und Lachen wurde mittels des »Resonanztests« erfasst (Haker und Rössler 2009).

Selbstbeurteilung der Empathiefähigkeit: wurde mit dem Fragebogen »Interpersonal Reactivity Index« in vier Dimensionen erfasst (Davis 1980).

6.4.2 Durchgeführte Untersuchungen

Im epidemiologischen Teilprojekt 1 (TP 1) wurden bei einer Teilgruppe der Teilnehmer aus der Allgemeinbevölkerung (*n* = 227) aus o.g. Batterie der »Reading the Mind in the Eyes Test«, der soziale Attributionsstil und die Selbstbeurteilung der Empathiefähigkeit erfasst. Zusätzlich außerhalb des o.g. Protokolls wurde ein »Jumping to conclusion«-Test (Colbert und Peters 2002; McKay et al. 2006) und der »Digit symbol coding test« (Wechsler 1997) durchgeführt.

Im Teilprojekt zur Früherkennung von Psychosen und bipolaren Störungen (TP 2) gehörte für alle Teilnehmer die gesamte o.g. Testbatterie zum Untersuchungsplan zum Zeitpunkt t0 und zur Verlaufsuntersuchung nach einem Jahr (t2). Es wurden zu t0 *n* = 222 Probanden und zu t2 *n* = 84 Probanden untersucht. Zudem wurde eine gesunde Kontrollgruppe (*n* = 50) in vergleichbarem Alter mit der gleichen Batterie untersucht.

Im Teilprojekt ›Supported Employment‹ (TP 5) gehörte die o.g. Testbatterie mit Ausnahme des »Agency Tests« ebenfalls zum Untersuchungsplan aller Teilnehmer. Die Untersuchung wurde direkt nach Einschluss (t0) durchgeführt. Es wurden *n* = 103 Probanden untersucht. Die im TP 5 angestellten Job-Coaches (*n* = 6) wurden ebenfalls untersucht.

6.4.3 Fragestellungen der Datenauswertung

Im epidemiologischen TP 1 werden die Daten dieser nichtklinischen Gruppe aus der Allgemeinbevölkerung dahingehend untersucht, ob Einschränkungen der sozialkognitiven Fähigkeiten oder der selbst erlebten Empathiefähigkeit mit erhöhter Symptombelastung und mit subklinischen Störungen (z.B. Persönlichkeitsakzentuierungen oder subklinischen psychotischen Störungen oder Traumatisierung in der frühen Kindheit) einhergehen.

Im Früherkennungsprojekt TP 2 werden einerseits Unterschiede in diesen Funktionen zwischen den verschiedenen Risikogruppen (›high risk‹ und ›ultra high risk‹ für Psychose und ›at risk bipolar‹) analysiert. Das Vorhandensein von sozialkognitiven Defiziten in diesen Patientengruppen wurde schon mehrfach beschrieben (Green et al. 2011). Da sie meist mit gewissen Aspekten der Psychopathologie korrelieren, ist die praktisch-klinische Bedeutung einer Erfassung solcher Defizite gering. Die Erfassung der Psychopathologie ermöglicht bereits ohne Testung die Einteilung in diese Risikogruppen. Eine klinisch bedeutsamere Frage lässt sich mit der Analyse der individuellen klinisch/psychopathologischen Verläufe über die Zeitpunkte t0, t1 und t2 z.B. mittels Latent Growth Modellen untersuchen: Können die im Labor erhobenen Leistungen oder Defizite diese Verläufe vorhersagen? Sind allfällige sozialkognitive oder Resonanz-Defizite in dieser Gruppe von prodromalen Patienten stabil über die

Zeit? Gehen Veränderungen in allfälligen Defiziten über die Zeit mit paralleler Veränderung der Psychopathologie einher?

Im ›Supported Employment‹ TP 5 gehen wir der Frage nach, ob das Leistungsprofil in der o. g. Testbatterie, welches zu Beginn eines Coachings erfasst wurde, das Ergebnis des Job-Coachings, d. h. eine Stelle auf dem ersten Arbeitsmarkt, vorhersagen kann. Das Prinzip des Supported Employment sieht vor, möglichst alle Patienten mit Motivation für eine Stelle auf dem ersten Arbeitsmarkt zu bedienen, unabhängig von Diagnose oder dem Maß an funktionaler Einschränkung oder solchen Labor-Testergebnissen. Ein allfälliger Zusammenhang zwischen Arbeitsintegrationserfolg und sozialkognitiven oder Resonanzmaßen (ähnlich wie bei nicht sozialkognitiven Maßen, Nuechterlein et al. 2011) sollte daher nicht zu einem Selektionskriterium für das Integrationsangebot dienen, um nur möglichst »gut funktionierende« Patienten zu betreuen. Das Leistungsprofil in diesen Testmaßen könnte aber Hinweise auf spezifischen Coachingbedarf einzelner Patienten aufzeigen mit dem Ziel, durch gezieltes Coaching/Training die Chance auf Stellenvermittlung und Stellenerhalt zu verbessern. Eine weitere interessante Frage ist, ob bei den Job-Coaches ebenfalls ein Zusammenhang zwischen deren sozialer Fähigkeiten und ihrer Vermittlungsrate besteht. Dieses Ergebnis wird aufgrund der geringen Zahl an Job-Coaches ($n = 6$) jedoch statistisch schwer aufzuzeigen sein.

6.5   Übergreifende Datenanalyse TP 6

Neben der separaten Analyse der einzelnen Maße, wie oben beschrieben, besteht eine weitere Auswertungsmöglichkeit darin, die Gesamtheit der im Labor erhobenen sozialen und elektrophysiologischen Maße in ihrer Kombination zu analysieren. Gibt es Konstellationen von einzelnen Test und Neurophysiologiemaßen, welche in Kombination einen prädiktiven Wert für den Krankheitsverlauf der Probanden aus TP 2 haben? »Machine learning« Ansätze wie z. B. unüberwachte parallele Clusterung basierend auf latenten Features (von Looz 2013) erlauben entsprechende Analysen und sind hier als explorative Analyse vorgesehen.

Literatur

Baron-Cohen S, Jolliffe T, Mortimore C, Robertson M (1997) Another advanced test of theory of mind: Evidence from very high functioning adults with autism or asperger syndrome. J Child Psychol Psychiatry 38: 813–822.
Bechi M, Spangaro M, Bosia M, Zanoletti A, Fresi F, Buonocore M, Cocchi F, Guglielmino C, Smeraldi E, Cavallaro R (2013) Theory of mind intervention for outpatients with schizophrenia. Neuropsychol Rehabil 23: 383–400.

Besnier N, Kaladjian A, Mazzola-Pomietto P, Adida M, Fakra E, Jeanningros R, Azorin JM (2011) Differential responses to emotional interference in paranoid schizophrenia and bipolar mania. Psychopathology 44: 1–11.

Besnier N, Richard F, Zendjidjian X, Kaladjian A, Mazzola-Pomietto P, Adida M, Azorin JM (2009) Stroop and emotional stroop interference in unaffected relatives of patients with schizophrenic and bipolar disorders: Distinct markers of vulnerability? The world journal of biological psychiatry: the official journal of the World Federation of Societies of Biological Psychiatry 10: 809–818.

Chartrand TL, Bargh JA (1999) The chameleon effect: The perception-behavior link and social interaction. J Pers Soc Psychol 76: 893–910.

Colbert SM, Peters ER (2002) Need for closure and jumping-to-conclusions in delusion-prone individuals. J Nerv Ment Dis 190: 27–31.

Curio G (2000) Linking 600-hz »spikelike« eeg/meg wavelets («sigma-bursts«) to cellular substrates: Concepts and caveats. Journal of clinical neurophysiology: official publication of the American Electroencephalographic Society 17: 377–396.

Davis MH (1980) A multidimensional approach to individual differences in empathy. Catalog of Selected Documents in Psychology 10: 85–100.

Edwards J, Jackson HJ, Pattison PE (2002) Emotion recognition via facial expression and affective prosody in schizophrenia: A methodological review. Clin Psychol Rev 22: 789–832.

Ehlis AC, Herrmann MJ, Pauli P, Stoeber G, Pfuhlmann B, Fallgatter AJ (2007) Improvement of prefrontal brain function in endogenous psychoses under atypical antipsychotic treatment. Neuropsychopharmacology 32: 1669–1677.

Erwin RJ, Gur RC, Gur RE, Skolnick B, Mawhinney-Hee M, Smailis J (1992) Facial emotion discrimination: I. Task construction and behavioral findings in normal subjects. Psychiatry Res 42: 231–240.

Fallgatter AJ, Strik WK (1999) The nogo-anteriorization as a neurophysiological standard-index for cognitive response control. International journal of psychophysiology: official journal of the International Organization of Psychophysiology 32: 233–238.

Fanning JR, Bell MD, Fiszdon JM (2012) Is it possible to have impaired neurocognition but good social cognition in schizophrenia? Schizophr Res 135: 68–71.

Fett AK, Viechtbauer W, Dominguez MD, Penn DL, van Os J, Krabbendam L (2011) The relationship between neurocognition and social cognition with functional outcomes in schizophrenia: A meta-analysis. Neurosci Biobehav Rev 35: 573–588.

Frith CD (2004) Schizophrenia and theory of mind. Psychol Med 34: 385–389.

Gobbele R, Thyerlei D, Kawohl W, Buchner H, Waberski TD (2008) Evaluation of thalamocortical impulse propagation in the akinetic rigd type of parkinson's disease using high-frequency (600 hz) sep oscillations. Journal of clinical neurophysiology: official publication of the American Electroencephalographic Society 25: 274–280.

Gobbele R, Waberski TD, Dieckhofer A, Kawohl W, Klostermann F, Curio G, Buchner H (2003) Patterns of disturbed impulse propagation in multiple sclerosis identified by low and high frequency somatosensory evoked potential components. Journal of clinical neurophysiology: official publication of the American Electroencephalographic Society 20: 283–290.

Green MF, Bearden CE, Cannon TD, Fiske AP, Hellemann GS, Horan WP, Kee K, Kern RS, Lee J, Sergi MJ, Subotnik KL, Sugar CA, Ventura J, Yee CM, Nuechterlein KH (2011) Social cognition in schizophrenia, part 1: Performance across phase of illness. Schizophr Bull 38: 854–864.

Gur RC, Ragland JD, Moberg PJ, Bilker WB, Kohler C, Siegel SJ, Gur RE (2001a) Computerized neurocognitive scanning: Ii. The profile of schizophrenia. Neuropsychopharmacology 25: 777–788.

Gur RC, Ragland JD, Moberg PJ, Turner TH, Bilker WB, Kohler C, Siegel SJ, Gur RE (2001b) Computerized neurocognitive scanning: I. Methodology and validation in healthy people. Neuropsychopharmacology 25: 766–776.

Gur RC, Sara R, Hagendoorn M, Marom O, Hughett P, Macy L, Turner T, Bajcsy R, Posner A, Gur RE (2002) A method for obtaining 3-dimensional facial expressions

97

and its standardization for use in neurocognitive studies. J Neurosci Methods 115: 137–143.

Hagenmuller F, Heekeren K, Theodoridou A, Walitza S, Haker H, Rossler W, Kawohl W (2014) Early somatosensory processing in individuals at risk for developing psychoses. Frontiers in behavioral neuroscience 8: 308.

Hagenmuller F, Rössler W, Endrass J, Rossegger A, Haker H (2012) Empathische resonanzfähigkeit bei straftätern mit psychopathischen persönlichkeitszügen. Neuropsychiatr 26: 65–71.

Haker H, Rössler W (2009) Empathy in schizophrenia: Impaired resonance. Eur Arch Psychiatry Clin Neurosci 259: 352–361.

Haker H, Schimansky J, Rössler W (2010) Soziophsyiologie: Grundlegende prozesse der empathiefähigkeit. Neuropsychiatr 24: 151–160.

Heekeren K, Daumann J, Neukirch A, Stock C, Kawohl W, Norra C, Waberski TD, Gouzoulis-Mayfrank E (2008) Mismatch negativity generation in the human 5ht2a agonist and nmda antagonist model of psychosis. Psychopharmacology 199: 77–88.

Hock C, Muller-Spahn F, Schuh-Hofer S, Hofmann M, Dirnagl U, Villringer A (1995) Age dependency of changes in cerebral hemoglobin oxygenation during brain activation: A near-infrared spectroscopy study. Journal of cerebral blood flow and metabolism: official journal of the International Society of Cerebral Blood Flow and Metabolism 15: 1103–1108.

Javitt DC (2000) Intracortical mechanisms of mismatch negativity dysfunction in schizophrenia. Audiology & neuro-otology 5: 207–215.

Juckel G, Kawohl W, Giegling I, Mavrogiorgou P, Winter C, Pogarell O, Mulert C, Hegerl U, Rujescu D (2008) Association of catechol-o-methyltransferase variants with loudness dependence of auditory evoked potentials. Human psychopharmacology 23: 115–120.

Juckel G, Pogarell O, Augustin H, Mulert C, Muller-Siecheneder F, Frodl T, Mavrogiorgou P, Hegerl U (2007) Differential prediction of first clinical response to serotonergic and noradrenergic antidepressants using the loudness dependence of auditory evoked potentials in patients with major depressive disorder. The Journal of clinical psychiatry 68: 1206–1212.

Kawohl W, Giegling I, Mavrogiorgou P, Pogarell O, Mulert C, Moller HJ, Hegerl U, Rujescu D, Juckel G (2008a) Association of functional polymorphisms in nos1 and nos3 with loudness dependence of auditory evoked potentials. The international journal of neuropsychopharmacology / official scientific journal of the Collegium Internationale Neuropsychopharmacologicum 11: 477–483.

Kawohl W, Hegerl U, Muller-Oerlinghausen B, Juckel G (2008b) [insights in the central serotonergic function in patients with affective disorders]. Neuropsychiatr 22: 23–27.

Kelley HH (1967) Attribution theory in social psychology. Nebraska Symposium on Motivation.

Korostenskaja M, Nikulin VV, Kicic D, Nikulina AV, Kahkonen S (2007) Effects of nmda receptor antagonist memantine on mismatch negativity. Brain research bulletin 72: 275–283.

Maat A, Fett A-K, Derks E, Investigators G (2012) Social cognition and quality of life in schizophrenia. Schizophr Res 137: 212–218.

McKay R, Langdon R, Coltheart M (2006) Need for closure, jumping to conclusions, and decisiveness in delusion-prone individuals. J Nerv Ment Dis 194: 422–426.

Naatanen R, Shiga T, Asano S, Yabe H (2015) Mismatch negativity (mmn) deficiency: A break-through biomarker in predicting psychosis onset. International journal of psychophysiology: official journal of the International Organization of Psychophysiology 95: 338–344.

Nietlisbach G, Maercker A, Rössler W, Haker H (2010) Are empathic abilities impaired in posttraumatic stress disorder? Psychol Rep 106: 832–844.

Norra C, Waberski TD, Kawohl W, Kunert HJ, Hock D, Gobbele R, Buchner H, Hoff P (2004) High-frequency somatosensory thalamocortical oscillations and psychopathology in schizophrenia. Neuropsychobiology 49: 71–80.

Ozaki I, Hashimoto I (2005) Neural mechanisms of the ultrafast activities. Clinical EEG and neuroscience 36: 271–277.

Park IH, Park HJ, Chun JW, Kim EY, Kim JJ (2008) Dysfunctional modulation of emotional interference in the medial prefrontal cortex in patients with schizophrenia. Neuroscience letters 440: 119–124.

Penn DL, Kohlmaier JR, Corrigan PW (2000) Interpersonal factors contributing to the stigma of schizophrenia: Social skills, perceived attractiveness, and symptoms. Schizophr Res 45: 37–45.

Penn DL, Sanna LJ, Roberts DL (2008) Social cognition in schizophrenia: An overview. Schizophr Bull 34: 408–411.

Rössler W, Lackus B (1986) Cognitive disorders in schizophrenics viewed from the attribution theory. Eur Arch Psychiatry Neurol Sci 235: 382–387.

Sachs G, Steger-Wuchse D, Kryspin-Exner I, Gur RC, Katschnig H (2004) Facial recognition deficits and cognition in schizophrenia. Schizophr Res 68: 27–35.

Sachs G, Winklbaur B, Jagsch R, Lasser I, Kryspin-Exner I, Frommann N, Wolwer W (2012) Training of affect recognition (tar) in schizophrenia—impact on functional outcome. Schizophr Res 138: 262–267.

Scherg M, Picton TW (1991) Separation and identification of event-related potential components by brain electric source analysis. Electroencephalography and clinical neurophysiology. Supplement 42: 24–37.

Schimansky J, David N, Rössler W, Haker H (2010) Sense of agency and mentalizing: Dissociation of subdomains of social cognition in patients with schizophrenia. Psychiatry Res 178: 39–45.

von Looz M (2013). Discovery of latent features and clusters based on similarities in brain function. MSc Diplomarbeit, University of the State of Baden-Wuerttemberg.

Waberski TD, Norra C, Kawohl W, Thyerlei D, Hock D, Klostermann F, Curio G, Buchner H, Hoff P, Gobbele R (2004) Electrophysiological evidence for altered early cerebral somatosensory signal processing in schizophrenia. Psychophysiology 41: 361–366.

Wechsler D (1997) Wechsler adult intelligence scale-third edition (wais-iii), The Psychological Corporation.

Wyss C, Hitz K, Hengartner MP, Theodoridou A, Obermann C, Uhl I, Roser P, Grunblatt E, Seifritz E, Juckel G, Kawohl W (2013) The loudness dependence of auditory evoked potentials (ldaep) as an indicator of serotonergic dysfunction in patients with predominant schizophrenic negative symptoms. PloS one 8: e68650.

7 Stigma psychischer Erkrankung und Versorgungssystem – Ergebnisse des Zürcher Impulsprogramms

Nicolas Rüsch und Mario Müller

In diesem Kapitel sollen zunächst einige Grundbegriffe zu Stigmatisierung und Diskriminierung von Menschen mit psychischer Erkrankung erläutert werden. Im zweiten Teil des Kapitels werden Fragestellungen zu Stigma im Zürcher Impulsprogramm (ZInEP), bisherige Ergebnisse aus den verschiedenen Teilprojekten sowie einige Implikationen für Forschung und Praxis skizziert.

7.1 Das Stigma psychischer Erkrankung

Menschen mit psychischen Erkrankungen stehen häufig vor einer doppelten Schwierigkeit. Zum einen müssen sie die Symptome ihrer Erkrankung bewältigen, zweitens leiden sie unter dem Stigma ihrer Erkrankung (Rüsch et al. 2005). Sie können von Mitgliedern der Öffentlichkeit benachteiligt werden, etwa wenn ein Arbeitgeber eine Bewerberin, die ihre psychische Krankheit gut genug bewältigt, um regelmäßig arbeiten zu können, wegen ihrer Erkrankung übergeht – ein Beispiel öffentlicher Stigmatisierung. Zum anderen können Menschen mit psychischen Erkrankungen verbreitete Vorurteile gegen sich selbst wenden und dadurch an Selbstwertgefühl verlieren, was als Selbststigmatisierung bezeichnet wird. Schließlich spricht man von struktureller Diskriminierung, wenn gesellschaftliche Regeln oder Abläufe psychisch Erkrankte systematisch benachteiligen, beabsichtigt oder unbeabsichtigt. (Auf letztgenannten Bereich wird im Folgenden trotz seiner Bedeutung nicht näher eingegangen.)

7.1.1 Formen und Folgen von Stigma

Öffentliche Stigmatisierung

Stigma ist ein Oberbegriff eines komplexen Prozesses, der im Wesentlichen aus drei Hauptbestandteilen besteht: Stereotypen, Vorurteilen und Diskriminierung. Stereotype sind in der Gesellschaft verbreitete Gemeinplätze, zum Beispiel die Vorstellung, Menschen mit Schizophrenie seien gefährlich. Zum Vorurteil kommt es, wenn jemand diesem Stereotyp zustimmt und emotional reagiert (»Ja, das stimmt, Schizophrene sind gefährlich und machen mir Angst!«). Diskriminierung ist das aus dem Vorurteil folgende Verhalten (»Ich vermiete meine Wohnung nicht an Schizophrene«).

Was den Inhalt der Stereotype angeht, so kursieren in Öffentlichkeit und Medien drei typische Fehleinschätzungen über Menschen mit psychischen Erkrankungen (Wahl 1995): Sie seien gefährliche Irre, zu denen man auf Distanz gehen sollte; sie seien rebellische Freigeister, für die man Entscheidungen autoritär treffen müsse; sie hätten rührend-kindliche Wahrnehmungen der Welt, so dass sie wie Kinder wohltätig umsorgt werden sollten.

Selbststigma

Betroffene kennen in der Regel schon lange vor Beginn ihrer eigenen Erkrankung negative Stereotype über Menschen mit psychischen Erkrankungen. Zu Selbststigma kommt es, wenn sie den Stereotypen zustimmen und sie nach Beginn der eigenen Erkrankung gegen sich wenden. Auch Selbststigma basiert auf Stereotypen, Vorurteilen und Diskriminierung. Aus der Anwendung eines Stereotyps auf sich selbst (»Das stimmt, ich bin schwach und unfähig, für mich selbst zu sorgen, weil ich psychisch krank bin«) folgen häufig negative emotionale Reaktionen (Scham), erniedrigtes Selbstwertgefühl und Demoralisierung (Corrigan et al. 2009; Livingston und Boyd 2010; Rüsch et al. 2006a).

Selbststigma kann dazu führen, dass sich Menschen mit psychischen Erkrankungen sozial zurückziehen (Link et al. 1991) und versuchen, ihre Erkrankung geheimzuhalten. Geheimhaltung kann je nach Kontext vor Diskriminierung schützen, ist aber auf Dauer oft belastend, u. a. weil Betroffene dann fürchten, doch als psychisch krank entdeckt zu werden (Pachankis 2007). Die Offenlegung der Erkrankung dagegen kann, trotz des Risikos der Diskriminierung, Selbststigma reduzieren (Corrigan et al. 2013).

Stress-Coping- und Identity-Threat-Modelle von Stigma

Studien zeigen, dass Vorurteile für Mitglieder stigmatisierter Minderheiten zur selbsterfüllenden Prophezeiung werden können. Beispielsweise können Schwarze, die in den USA als Minderheit leben, in einem Test schlechter abschneiden, wenn sie vor Testbeginn mit dem Vorurteil konfrontiert wurden, Schwarze schnitten in diesem Test schlecht ab. Auch Menschen mit psychischen Erkrankungen zeigten nach Aktivierung solcher negativer Stereotype stereotyp-konformes Verhalten in Form schlechterer kognitiver Leistungen (Quinn et al. 2004). Dieses Phänomen wird als ›stereotype threat‹ oder ›identity threat‹ bezeichnet (Steele 1997). Solche Befunde und Stress-Coping-Aspekte von Stigma (Lazarus und Folkman 1984) lassen sich in ein Modell integrieren (Major und O'Brien 2005), wobei im Zentrum die subjektive Bewertung von Stigma als Stressor steht, wenn die Bedrohung durch Stigma die persönlichen Ressourcen, Stigma zu bewältigen, übersteigt. Empirische Befunde stützen dieses Modell für Menschen mit schweren psychiatrischen Erkrankungen (Rüsch et al. 2009b). Erhöhter Stigma-Stress ist dabei assoziiert mit Angst und Scham, diese wiederum mit niedrigem Selbstwertgefühl und Hoffnungslosigkeit (Rüsch et al. 2009a).

Behandlungsteilnahme und Stigma

Nur rund die Hälfte der Menschen mit psychischen Erkrankungen in Westeuropa nimmt eine Behandlung ihrer Erkrankung in Anspruch, und das häufig nach jahrelanger Verzögerung (Alonso et al. 2007). Die persönlichen, klinischen und gesellschaftlichen Folgen unbehandelter und häufig chronifizierter Erkrankungen sind enorm. Stigma kann in verschiedener Form Behandlungsteilnahme erschweren. Zum einen können Betroffene Behandlung vermeiden, um nicht als krank etikettiert zu werden (label avoidance), zum anderen kann Selbststigmatisierung als Behandlungshindernis wirken, wenn Betroffene ihre Erkrankung und deren Behandlung als beschämend empfinden (Clement et al. 2015).

7.2 Stigma-Forschung und psychiatrisches Versorgungssystem im Zürcher Impulsprogramm

Im Rahmen des Zürcher Impulsprogramms ZInEP ergab sich die wertvolle Chance, den Folgen und Zusammenhängen von Etikettierung, Stigma und Diskriminierung für Menschen mit psychischen Erkrankungen in verschiedenen Kontexten nachzugehen. Dies beinhaltete eine epidemiologische, nicht aus klinischen Settings rekrutierte große Stichprobe (Teilprojekt (TP) 1, ▶ **Kap. 1**), eine Gruppe junger Menschen mit Psychoserisiko (TP 2, ▶ **Kap. 2**), Menschen mit der Erfahrung von Zwangseinweisungen (TP 3, ▶ **Kap. 3**), Teilnehmer an Case Management (TP 4, ▶ **Kap. 4**) oder an Supported Employment (TP 5, ▶ **Kap. 5**) sowie Hochbetagte (TP 8, ▶ **Kap. 8**). Dank der Förderung durch Gesamtprojektleiter Wulf Rössler sowie der Kooperation mit Kolleginnen und Kollegen in den einzelnen Teilprojekten ergibt sich ein reiches Gesamtbild über verschiedenste Teilnehmergruppen und Stigma-Aspekte hinweg, das im Folgenden kurz umrissen werden soll.

7.2.1 Etikettierung und Stigma in einer bevölkerungsbasierten Studie (TP 1)

Die meiste bisherige Stigma-Forschung beruht entweder auf Bevölkerungsbefragungen oder auf Studien mit Teilnehmern, die als Patienten in Behandlungseinrichtungen rekrutiert wurden. Viel weniger ist bekannt, inwiefern sich Etikettierung, Scham aufgrund einer möglichen eigenen psychischen Erkrankung und (befürchtete) Stigmatisierung auf Mitglieder der Allgemeinbevölkerung auswirken, die überdurchschnittlich stark psychisch belastet sind. Diesen Fragen konnten wir im Rahmen des epidemiologischen ZInEP-Teilprojektes 1 nachgehen (TP 1; für Details siehe Ajdacic-Gross et al. 2014).

In einer ersten Untersuchung fanden wir, dass Teilnehmer mit negativeren Einstellungen gegenüber psychiatrisch-psychotherapeutischer Behandlung gekennzeichnet waren durch größere Scham, psychisch zu erkranken, sowie geringeres subjektives Wissen über psychische Gesundheit und Behandlungsmöglichkeiten (Rüsch et al. 2014c). Beide Faktoren, Scham und Wissen, könnten in Interventionen einbezogen werden mit dem Ziel, Hilfesuchverhalten zu erleichtern. Eine weitere Auswertung zeigte, dass positive Ansichten zur Wirksamkeit von Behandlungen sowie das Erkennen von Symptomen als Zeichen einer psychischen Erkrankung mehr Behandlungsbedarf und -teilnahme vorhersagten (Oexle et al. 2015b). In einer kleineren Längsschnittstudie desselben Teilprojektes untersuchten wir Einstellungen zu Behandlung sowie Wissen über Depression (Griffiths et al. 2004) als Prädiktoren tatsächlicher Inanspruchnahme psychiatrisch-psychotherapeutischer Versorgung nach sechs Monaten (Bonabi et al. eingereicht).

Weitere Studien beschäftigen sich mit der Frage, inwieweit in der Allgemeinbevölkerung Persönlichkeitsvariablen, die Wahrnehmung öffentlicher Stigmatisierung sowie die Einschätzung, ob Diskriminierung psychisch erkrankter Menschen legitim sei, Stigma-Stress prädizieren (Schibalski et al. eingereicht). Schließlich wird in letzter Zeit vermehrt diskutiert, ob Stigmatisierung und die mit ihr einhergehende soziale Belastung und Isolation Risikofaktoren für Suizidalität sein können (Rüsch et al. 2014f). Auch dieser Frage gingen wir im Teilprojekt 1 nach und fanden erste Hinweise auf diesen Zusammenhang zumindest unter denjenigen Teilnehmern, die bereits durch frühere Behandlungsteilnahme als ›psychisch krank‹ etikettiert angesehen werden konnten (Oexle et al. 2015a). All diese Ergebnisse deuten darauf hin, dass sich Stigma und verwandte Faktoren (etwa Scham, Selbstetikettierung sowie Wissen über psychische Erkrankungen) auch in der Allgemeinbevölkerung auswirken.

7.2.2 (Selbst-)Etikettierung und Stigma bei jungen Menschen mit Psychoserisiko (TP 2)

Dass das Risiko für die Entwicklung von Psychosen mit Selbst- und Fremdetikettierung als ›psychisch krank‹ einhergehen könnte, wurde schon vor Jahren postuliert (Corcoran et al. 2010; Yang et al. 2010). Quantitative und qualitative Befunde weisen darauf hin, dass sich die Stigmatisierung schon bei der Erstmanifestation einer Psychose auswirkt (Judge et al. 2008; Lasalvia et al. 2014). Allerdings fehlten bislang unseres Wissens Daten zu diesem Thema bei Menschen mit Psychoserisiko, weshalb wir dieser Frage im Teilprojekt 2 nachgingen (für Details der Studie siehe Theodoridou et al. 2014).

Unter Bezug auf das oben erwähnte Stress-Coping-Modell von Stigma zeigte sich, dass eine stärkere Wahrnehmung öffentlicher Stigmatisierung, mehr Scham über eine eigene mögliche psychische Erkrankung sowie mehr Selbstetikettierung zu mehr Stigma-Stress führten, welcher wiederum mit vermindertem Wohlbefinden assoziiert war, und zwar unabhängig von Alter, Geschlecht oder Symptomlast. Diese Zusammenhänge zeigten sich sowohl im Querschnitt (Rüsch et al. 2014b) als auch teilweise im Längsschnitt über ein Jahr (Rüsch et al. 2014d). Diese Studien zeigten erstmals, dass sich Stigma und Etikettierung schon vor der Erstmanifestation einer Psychose auf Personen im Risikozustand auswirken können. Viele Fragen bleiben jedoch offen als Gegenstand künftiger Untersuchungen, etwa Art und Quelle der Etikettierung sowie zeitlicher Verlauf und situative Aspekte.

Weiterhin untersuchten wir in dieser Teilnehmergruppe den Zusammenhang von Stigma-Variablen und Einstellungen zur Inanspruchnahme von Behandlung in Form psychiatrischer Medikation oder Psychotherapie. Dabei war die Selbstetikettierung als ›psychisch krank‹ mit positiveren, mehr Stigma-bezogener Stress jedoch mit negativeren Einstellungen assoziiert. Dies galt für beide Behandlungsformen, nach Kontrolle für Alter, Geschlecht und Symptome sowie auch hier im Querschnitt (Rüsch et al. 2013) und weitgehend im Längsschnitt über ein Jahr (Xu et al. 2015). Diese Studien weisen darauf hin, dass sich Stigma-Variablen schon in der Vorphase einer psychotischen Erkrankung auf die Inanspruchnahme von Hilfe auswirken können – ein Zusammenhang, der für Menschen mit manifesten psychischen Erkrankungen belegt ist (Clement et al. 2015).

Stress-Vulnerabilitäts-Modelle schizophrener Erkrankungen gehen davon aus, dass soziale Stressoren die Entstehung von Schizophrenien begünstigen können (Morgan et al. 2010). Das Stigma (drohender oder beginnender) psychischer Erkrankung könnte ein solcher Stressor sein, doch fehlten dazu empirische Untersuchungen. In einer Längsschnittauswertung über ein Jahr fanden wir, dass unter jungen Menschen mit Psychoserisiko mehr Stigma-Stress zu Beginn mit höherem Risiko des Übergangs zu Schizophrenie assoziiert war (Rüsch et al. 2015). Dies galt unabhängig von Symptomatik, Funktionsniveau sowie Alter oder Geschlecht. Weil jedoch viele Teilnehmer ihre Teilnahme an der Studie nach einem Jahr schon beendet hatten und nur relativ wenige nach einem Jahr an Schizophrenie erkrankt waren, sind diese Ergebnisse nur ein erster Hinweis auf einen möglichen Zusammenhang. Falls weitere Studien den Befund erhärten, könnten Stigma-Variablen ein Faktor für die Frühintervention bzw. Prävention psychotischer Störungen sein (Rüsch 2014; Rüsch und Thornicroft 2014).

Schließlich untersuchten wir auch in dieser Teilnehmergruppe junger Menschen mit erhöhtem Psychoserisiko den Zusammenhang zwischen Stigma-Variablen, insbesondere der Wahrnehmung von Stigma als Stressor, und Suizidalität. Auch hier ergaben sich Hinweise für den postulierten Zusammenhang, sowohl im Querschnitt (Xu et al. eingereicht a) als auch im Verlauf über ein Jahr (Xu et al. eingereicht b). Da das Suizidrisiko in der Prodromalphase schizophrener Erkrankungen hoch ist (Taylor et al. 2015), könnten sich daraus wichtige Ansatzpunkte für Suizidprävention ergeben.

Alle diese Befunde weisen hin auf die Rolle von Etikettierung und befürchteter oder erfahrener Diskriminierung schon vor der möglichen Erstmanifestation einer psychotischen Erkrankung. Dies unterstreicht die Bedeutung, Stigma-Prozesse in Früherkennung und Frühintervention zu berücksichtigen, und zwar sowohl Einstellungen des sozialen Umfeldes (z. B. Lehrer, Mitschüler, Studenten) als auch Reaktionen auf Stigma-Stress in der Risikogruppe.

7.2.3 Stigma im Kontext von Zwangseinweisungen in psychiatrische Kliniken (TP 3)

Zwangseinweisungen in psychiatrische Kliniken sind ebenso häufig wie umstritten (Kallert et al. 2011) und stellen für viele Menschen mit psychischen Erkrankungen einen erheblichen Einschnitt dar, der emotional belastend ist und sozial nachteilige Folgen haben kann. Jüngere Forschung betont dabei die Sichtweise der Betroffenen, jedoch fehlten bislang Daten zu emotionalen Aspekten wie etwa Scham und Selbstverachtung nach Zwangseinweisungen. Weiterhin war der Zusammenhang zwischen diesen Faktoren einerseits sowie Selbststigma und Empowerment, dem konzeptuellen Gegenteil von Selbststigma (Rüsch et al. 2006b), andererseits unklar. Im Rahmen des dritten ZInEP-Teilprojektes (für Details der Studie siehe Lay et al. 2012) gingen wir diesen Fragen nach und fanden Zusammenhänge zwischen erhöhter Scham, Selbstverachtung und Stigma-Stress nach einer Zwangseinweisung einerseits und andererseits mehr Selbststigma sowie weniger Empowerment; letztere waren stark mit Lebensqualität und Selbstwertgefühl assoziiert (Rüsch et al. 2014e). Diese Daten deuten darauf hin, dass emotionale Reaktionen auf Zwangseinweisungen und Stigma, insbesondere Stigma-Stress und Selbststigma, berücksichtigt werden sollten, um Menschen nach einer Zwangseinweisung wirksam zu unterstützen.

7.2.4 Selbststigma und Empowerment bei Case Management (TP 4)

Im Rahmen der noch ausstehenden Auswertungen des vierten ZInEP-Teilprojektes zu Case Management werden wir der Frage nachgehen, ob sich diese Intervention positiv auswirkt auch in Form einer Verringerung von Selbststigma und einer Verstärkung der Recovery-Orientierung unter den Studienteilnehmern im Vergleich zur Kontrollgruppe (für Details zur Studie siehe von Wyl et al. 2013).

7.2.5 Erfahrene Diskriminierung, Selbststigma und Arbeit im Rahmen von Supported Employment (TP 5)

Supported Employment ist eine wirksame Hilfestellung für Menschen auch mit schweren psychischen Erkrankungen, direkt wieder Beschäftigung im ersten Arbeitsmarkt zu finden (Burns et al. 2007). Aufgrund der Häufigkeit von Vorurteilen gegen psychisch erkrankte Kollegen und Mitarbeiter liegt die Vermutung nahe, dass Teilnehmer an Supported-Employment-Programmen unterschiedliche Erfahrungen machen: Manche werden an ihrem neuen Arbeitsplatz Diskriminierung aufgrund ihrer Erkrankung erleben, andere nicht (Brohan et al. 2012). In ZInEPs fünftem Teilprojekt zu Supported Employment (für Details der Studie siehe Nordt et al. 2012) untersuchten wir in einer Längsschnittauswertung über ein Jahr den Zusammenhang zwischen dem Ausmaß erfahrener Diskriminierung am Arbeitsplatz einerseits und dem Rückgang von Selbststigma und Stigma-Stress bei Studienteilnehmern andererseits. Dabei zeigte sich, dass Stigma-Stress und Selbststigma nur signifikant abnahmen, wenn Teilnehmer einen Arbeitsplatz fanden *und* keine Diskriminierung erlebten. Wenn Personen arbeitslos blieben oder wenn sie Diskriminierung erfuhren, blieben hingegen Stigma-Stress und Selbststigma hoch. Diese Studie legt nahe, im Rahmen von Supported Employment auch darauf zu achten, dass das Arbeitsumfeld, in das Teilnehmer vermittelt werden, möglichst positive Einstellungen hat, da sonst auch bei Finden eines Arbeitsplatzes positive Folgen wie Selbststigma-Abbau ausbleiben dürften.

7.2.6   Hochbetagten-Projekt (TP 8)

Im Rahmen der noch ausstehenden Auswertungen des achten ZInEP-Teilprojektes mit Hochbetagten werden wir untersuchen, ob und in welchem Ausmaß die gesunden älteren Teilnehmer Etikettierung und Diskriminierung befürchten, für möglicherweise bereits an Demenz erkrankte Partner oder Angehörige einerseits und andererseits für sich selbst im Falle einer künftigen Demenz-Erkrankung. Grundlage dieser Untersuchung sind Befunde, dass Stigma auch für das Umfeld an Demenz Erkrankter eine Rolle spielen könnte (Werner et al. 2012).

7.3   Einige Schlussfolgerungen für Forschung und Praxis

Schon die bereits vorliegenden Arbeiten zu Stigma aus dem Zürcher Impulsprogramm haben unser Verständnis der Bedingungen und Auswirkungen von Stigmatisierung und Diskriminierung, die mit psychischen Erkrankungen verbunden sind, bereichert. In den verschiedenen Teilprojekten ergaben sich für jede Teilnehmergruppe Hinweise auf Aspekte von Stigma, die in künftige Interventionen einbezogen werden können, um Stigma und seine Folgen zu verringern. Beispielsweise können Interventionen entwickelt werden, die sowohl öffentliche Stigmatisierung im Umfeld junger Menschen mit Psychoserisiko abbauen, u. a. bei Lehrern und Jugendlichen, als auch Stigma-Stress in der Risikogruppe reduzieren.

Aus der Interventionsforschung gibt es klare Hinweise, dass Edukation und Kontakt wirksame Strategien zur Verringerung öffentlicher Stigmatisierung sind (Corrigan et al. 2012) und dass ›Coming Out Proud‹, zu deutsch: »In Würde zu sich stehen«, als peer-geleitetes, manualisiertes Gruppenprogramm zum Thema der Offenlegung eigener psychischer Erkrankung Stigma-Stress reduzieren kann. Dieses Programm wurde im Umfeld von und mit Förderung durch ZInEP in einer randomisiert-kontrollierten Pilotstudie erstmals evaluiert (Rüsch et al. 2014a), eine neue Studie aus den USA hat die positiven Effekte auf Stigma-Stress bestätigt (Corrigan et al. 2015).

Es bleibt viel zu tun. Die Befunde aus ZInEP haben verdeutlicht, wie vielfältig und schwerwiegend die Folgen von Stigma und Diskriminierung sein können. Daher ist es eine dringende Aufgabe künftiger Forschung, unter maßgeblicher Beteiligung von Peers (d. h. Personen mit eigener Erfahrung psychischer Erkrankung) wirksame Antistigma-Interventionen weiter zu entwickeln, zu evaluieren und schließlich zu implementieren.

Literatur

Ajdacic-Gross V, Müller M, Rodgers S, Warnke I, Hengartner MP, Landolt K, Hagenmuller F, Meier M, Tse LT, Aleksandrowicz A, Passardi M, Knöpfli D, Schönfelder H, Eisele J, Rüsch N, Haker H, Kawohl W, Rössler W (2014) The ZInEP Epidemiology Survey: background, design and methods. International Journal of Methods in Psychiatric Research 23: 451–468.

Alonso J, Codony M, Kovess V, Angermeyer MC, Katz SJ, Haro JM, de Girolamo G, de Graaf R, Demyttenaere K, Vilagut G, Almansa J, Lepine JP, Brugha TS (2007) Population level of unmet need for mental healthcare in Europe. British Journal of Psychiatry. 190: 299–306.

Bonabi H, Eisele J, Ajdacic-Gross V, Rodgers S, Müller M, Seifritz E, Rössler W, Rüsch N (eingereicht) Knowledge, attitudes to mental health care and mental health service use: a longitudinal study.

Brohan E, Henderson C, Wheat K, Malcolm E, Clement S, Barley EA, Slade M, Thornicroft G (2012) Systematic review of beliefs, behaviours and influencing factors associated with disclosure of a mental health problem in the workplace. BMC Psychiatry 12: 11.

Burns T, Catty J, Becker T, Drake RE, Fioritti A, Knapp M, Lauber C, Rössler W, Tomov T, van Busschbach J, White S, Wiersma D (2007) The effectiveness of supported employment for people with severe mental illness: A randomised controlled trial. Lancet 370: 1146–1152.

Clement S, Schauman O, Graham T, Maggioni F, Evans-Lacko S, Bezborodovs N, Morgan C, Rüsch N, Brown JSL, Thornicroft G (2015) What is the impact of mentalhealth related stigma on help-seeking? A systematic review of quantitative and qualitative studies. Psychological Medicine 45: 11–27.

Corcoran CM, First MB, Cornblatt B (2010) The psychosis risk syndrome and its proposed inclusion in the DSM-V: A risk-benefit analysis. Schizophrenia Research 120: 16–22.

Corrigan PW, Kosyluk KA, Rüsch N (2013) Reducing self-stigma by coming out proud. American Journal of Public Health 103: 794–800.

Corrigan PW, Larson JE, Michaels PJ, Buchholz BA, Del Rossi R, Fontecchio M, Castro D, Gause M, Rüsch N (2015) Diminishing the self-stigma of mental illness by Coming Out Proud. Psychiatry Research.

Corrigan PW, Larson JE, Rüsch N (2009) Self-stigma and the »why try« effect: Impact on life goals and evidence-based practices. World Psychiatry 8: 75–81.

Corrigan PW, Morris SB, Michaels PJ, Rafacz JE, Rüsch N (2012) Challenging the public stigma of mental illness: A meta-analysis of outcome studies. Psychiatric Services 63: 963–973.

Griffiths KM, Christensen H, Jorm AF, Evans K, Groves C (2004) Effect of web-based depression literacy and cognitive-behavioural therapy interventions on stigmatising attitudes to depression: randomised controlled trial. British Journal of Psychiatry 185: 342–349.

Judge AM, Estroff SE, Perkins DO, Penn DL (2008) Recognizing and responding to early psychosis: a qualitative analysis of individual narratives. Psychiatric Services 59: 96–99.

Kallert TW, Mezzich JE, Monahan J (2011) Coercive treatment in psychiatry: Clinical, legal and ethical aspects. Hoboken: John Wiley & Sons.

Lasalvia A, Zoppei S, Bonetto C, Tosato S, Zanatta G, Cristofalo D, De Santi K., Bertani M., Bissoli S, Lazzarotto L, Ceccato E, Riolo R, Marangon V, Cremonese C, Boggian I, Tansella M, Ruggeri M (2014) The role of experienced and anticipated discrimination in the lives of people with first-episode psychosis. Psychiatric Services 65: 1034–1040.

Lay B, Salize HJ, Dressing H, Rüsch N, Schönenberger T, Buhlmann M, Bleiker M, Lengler S, Korinth O, Rössler W (2012) Preventing compulsory admission to psychiatric inpatient care through psychoeducation and crisis focused monitoring. BMC Psychiatry 12: 136.

Lazarus RS, Folkman S (1984) Stress, appraisal, and coping. New York: Springer.

Link BG, Mirotznik J, Cullen FT (1991) The effectiveness of stigma coping orientations: Can negative consequences of mental illness labeling be avoided? Journal of Health & Social Behavior 32: 302–320.

Livingston JD, Boyd JE (2010) Correlates and consequences of internalized stigma for people living with mental illness: a systematic review and meta-analysis. Social Science & Medicine 71: 2150–2161.

Major B, O'Brien LT (2005) The social psychology of stigma. Annual Review of Psychology 56: 393–421.

Morgan C, Charalambides M, Hutchinson G, Murray RM (2010) Migration, ethnicity, and psychosis: Toward a sociodevelopmental model. Schizophrenia Bulletin 36: 655–664.

Nordt C, Brantschen E, Kawohl W, Bartsch B, Haker H, Rüsch N, Rössler W (2012) 'Placement budgets' for supported employment – improving competitive employment for people with mental illness: Study protocol of a multicentre randomized controlled trial. BMC Psychiatry 12: 165.

Oexle N, Ajdacic-Gross V, Kilian R, Müller M, Rodgers S, Xu Z, Rössler W, Rüsch N (2015a) Mental illness stigma, secrecy and suicidal ideation. Epidemiol Psychiatr Sci 26: 1–8. [Epub ahead of print.]

Oexle N, Ajdacic-Gross V, Müller M, Rodgers S, Rössler W, Rüsch N (2015b) Predicting perceived need for mental health care in a community sample: An application of the self-regulatory model. Social Psychiatry Psychiatric Epidemiology 50(10): 1593–1600.

Pachankis JE (2007) The psychological implications of concealing a stigma: A cognitive-affective-behavioral model. Psychological Bulletin 133: 328–345.

Quinn DM, Kahng SK, Crocker J (2004) Discreditable: stigma effects of revealing a mental illness history on test performance. Personality & Social Psychology Bulletin 30: 803–815.

Rüsch N (2014) Prävention und das Stigma psychischer Erkrankungen. In: Rössler W, Ajdacic-Gross V. (Hrsg.) Prävention psychischer Störungen. Stuttgart: Kohlhammer, S.19–28.

Rüsch N, Abbruzzese E, Hagedorn E, Hartenhauer D, Kaufmann I, Curschellas J, Ventling S, Zuaboni G, Bridler R, Olschewski M, Kawohl W, Rössler W, Kleim B, Corrigan PW (2014a) The efficacy of Coming Out Proud to reduce stigma's impact among people with mental illness: pilot randomised controlled trial. British Journal of Psychiatry 204: 391–397.

Rüsch N, Angermeyer MC, Corrigan PW (2005) Das Stigma psychischer Erkrankung: Konzepte, Formen und Folgen. Psychiatrische Praxis 32: 221–232.

Rüsch N, Corrigan PW, Heekeren K, Theodoridou A, Dvorsky D, Metzler S, Müller M, Walitza S, Rössler W(2014b) Well-being among persons at risk of psychosis: The role of self-labeling, shame and stigma stress. Psychiatric Services 65: 483–489.

Rüsch N, Corrigan PW, Powell K, Rajah A, Olschewski M, Wilkniss S, Batia K (2009a) A stress-coping model of mental illness stigma: II. Emotional stress responses, coping behavior and outcome. Schizophrenia Research 110: 65–71.

Rüsch N, Corrigan PW, Wassel A, Michaels P, Olschewski M, Wilkniss S, Batia K (2009b) A stress-coping model of mental illness stigma: I. Predictors of cognitive stress appraisal. Schizophrenia Research 110: 59–64.

Rüsch N, Heekeren K, Theodoridou A, Dvorsky D, Müller M, Paust T, Corrigan, PW, Walitza S, Rössler W (2013) Attitudes towards help-seeking and stigma among young people at risk for psychosis. Psychiatry Research 210: 1313–1315.

Rüsch N, Heekeren K, Theodoridou A, Müller M, Corrigan PW, Mayer B, Metzler S, Dvorsky D, Walitza S, Rössler W (2015) Stigma as a stressor and transition to schizophrenia after one year among young people at risk of psychosis. Schizophrenia Research 166(1–3): 43–48.

Rüsch N, Hölzer A, Hermann C, Schramm E, Jacob GA, Bohus M, Lieb K, Corrigan PW (2006a) Self-stigma in women with borderline personality disorder and women with social phobia. Journal of Nervous and Mental Disease 194: 766–773.

Rüsch N, Lieb K, Bohus M, Corrigan PW (2006b) Self-stigma, empowerment, and perceived legitimacy of discrimination among women with mental illness. Psychiatric Services 57: 399–402.

Rüsch N, Müller M, Ajdacic-Gross V, Rodgers S, Corrigan PW, Rössler W (2014c) Shame, perceived knowledge and satisfaction with mental health as predictors of attitude patterns towards help-seeking. Epidemiology and Psychiatric Sciences 23: 177–187.

Rüsch N, Müller M, Heekeren K, Theodoridou A, Metzler S, Dvorsky D, Corrigan PW, Walitza S, Rössler W (2014d) Longitudinal course of self-labeling, stigma stress and well-being among young people at risk of psychosis. Schizophrenia Research 158: 82–84.

Rüsch N, Müller M, Lay B, Corrigan PW, Zahn R, Schönenberger T, Bleiker M, Lengler S, Blank C, Rössler W (2014e) Emotional reactions to involuntary psychiatric hospitalization and stigma as a stressor among people with mental illness. European Archives of Psychiatry and Clinical Neuroscience 264: 35–43.

Rüsch N, Thornicroft G (2014) Does stigma impair prevention of mental disorders? British Journal of Psychiatry 204: 249–251.

Rüsch N, Zlati A, Black G, Thornicroft G (2014f) Does the stigma of mental illness contribute to suicidality? British Journal of Psychiatry 205: 257–259.

Schibalski JV, Ajdacic-Gross V, Müller M, Rodgers S, Rössler W, Rüsch N (eingereicht) Resilience and mental illness stigma as a stressor in a population-based sample with high symptom levels.

Steele CM (1997) A threat in the air: How stereotypes shape intellectual identity and performance. American Psychologist 52: 613–629.

Taylor PJ, Hutton P, Wood L (2015) Are people at risk of psychosis also at risk of suicide and self-harm? A systematic review and meta-analysis. Psychological Medicine 45: 911–926.

Theodoridou A, Heekeren K, Dvorsky D, Metzler S, Franscini M, Haker H, Kawohl W, Rüsch N, Walitza S, Rössler W (2014) Early recognition of high risk of bipolar disorder and psychosis: An overview of the ZInEP 'early recognition' study. Frontiers in Public Health 2: 166.

von Wyl A, Heim G, Rüsch N, Rössler W, Andreae A (2013) Network coordination following discharge from psychiatric inpatient treatment: A study protocol. BMC Psychiatry 13: 220.

Wahl OF (1995) Media madness: Public images of mental illness. New Brunswick: Rutgers University Press.

Werner P, Mittelman MS, Goldstein D, Heinik J (2012). Family stigma and caregiver burden in Alzheimer's disease. Gerontologist 52: 89–97.

Xu Z, Mayer B, Müller M, Heekeren K, Theodoridou A, Dvorsky D, Metzler S, Oexle N, Walitza S, Rössler W, Rüsch N (eingereicht a) Stigma and suicidal ideation among young people at risk of psychosis after one year.

Xu Z, Müller M, Heekeren K, Theodoridou A, Dvorsky D, Metzler S, Brabban A, Corrigan PW, Walitza S, Rössler W, Rüsch N (2015) Self-labelling and stigma as predictors of attitudes towards help-seeking among people at risk of psychosis: 1-year follow-up. European Archives of Psychiatry & Clinical Neurosciences. Online publiziert. doi: 10.1007/s00406-015-0576-2

Xu Z, Müller M, Heekeren K, Theodoridou A, Dvorsky D, Oexle N, Walitza S, Rössler W, Rüsch N (eingereicht b). Pathways between stigma and suicidal ideation among people at risk of psychosis.

Yang LH, Wonpat-Borja AJ, Opler MG, Corcoran CM (2010) Potential stigma associated with inclusion of the psychosis risk syndrome in the DSM-V: An empirical question. Schizophrenia Research 120:42-48.

8 Gesundes Älterwerden verstehen und Demenz verhindern – was wir von Hochbetagten lernen können

Valerie Treyer, Roger M. Nitsch, Christoph Hock und Anton Gietl

In den OECD-Ländern stieg die Lebenserwartung seit 1960 um mehr als elf Jahre an und liegt im Durchschnitt bei über 80 Jahren. Dennoch findet die Forschung selbst im Bereich charakteristischer Alterskrankheiten, wie beispielsweise den Demenzerkrankungen, vor allem an Stichproben mit deutlich jüngerem Durchschnittsalter statt. In den folgenden Kapiteln werden wir den Fokus auf die Forschung mit den ältesten Menschen unserer Gesellschaft legen und den Einfluss von Lebensweise, körperlicher und geistiger Gesundheit auf das gesunde Altern untersuchen. Ziel ist es, von gesunden Älteren zu lernen, um daraus Maßnahmen ableiten zu können, die einem geistigen und körperlichen Abbau im Alter entgegenwirken.

8.1 Altern mit und ohne Demenz

8.1.1 Alter als Hauptrisikofaktor für Demenz

Ein Blick in die Todesursachenstatistik des Bundesamtes für Statistik, Schweiz 2012 zeigt, dass Herz-Kreislauf-Krankheiten den Hauptanteil der Todesursachen in der Altersgruppe der über 85-Jährigen ausmachen. In den jüngeren Altersgruppen machen Krebserkrankungen den größten Teil der Todesfälle aus. Multimorbidität (drei und mehr Diagnosen) als Todesursache findet sich bei den 85- bis 89-Jährigen in ca. 70 % der Fälle.

Im Alter spielt Demenz eine immer größere Rolle, deren Anteil an den Todesursachen ebenfalls mit dem Alter stark zunimmt. Dies gilt für beide Geschlechter, wobei der Anteil an Demenzen bei Frauen größer ist. Die Prävalenzrate für eine Demenz von 1,6 % in der Altersgruppe 65- bis 69-Jähriger steigt auf 41 % in der Gruppe der 90- bis 94-Jährigen (http://www.alzheimer-europe¬.org/EN/Research/European-Collaboration-on-Dementia/Prevalence-of-demen¬tia/Prevalence-of-dementia-in-Europe, Zugriff am 01.10.2015). Demenz ist also eine sehr häufige Erscheinung, die mit dem Altern einhergeht.

8.1.2 Ursachen von Demenz mit Schwerpunk Alzheimer-Demenz

Bei den Demenzerkrankungen ist die Alzheimer-Erkrankung die häufigste Form. Bei dieser Erkrankung finden sich ausgeprägte Ablagerungen eines Eiweißteilchens in Form von sogenannten Beta-Amyloid-Plaques im Hirnparenchym. Beta-Amyloid-Ablagerungen finden sich auch in den Blutgefäßen. Eine Störung im Stoffwechsel von Beta-Amyloid mit der Bildung von schädlichen Aggregaten wird als eine der zentralen Ursachen von Alzheimer gesehen. Ein weiteres Protein, welches sich direkt in den Nervenzellen ablagert, ist Tau, welches dann die bekannten neurofibrillären Tangles bildet. Neben diesen bekanntesten Pathologien wird der Krankheitsprozess als ein Zusammenspiel aus Stoffwechseländerungen in den Nervenzellen, Entzündungsvorgängen und Gefäßfaktoren gesehen, das letztendlich zu einer Zerstörung von Synapsen und Nervenzellen im Gehirn führt. Die Folge sind ein Substanzverlust des Hirngewebes und ein zunehmendes Nachlassen der geistigen Leistungsfähigkeit. Es gibt verschiedene Übersichtsarbeiten zu diesem Thema (Walsh und Selkoe 2004; Haass und Selkoe 2007; Huang und Mucke 2012).

Es wird vermutet, dass dieser Prozess über Jahrzehnte unbemerkt abläuft, bevor die typischen Gedächtnisstörungen ein solches Ausmaß erreichen, dass sie deutlich spürbar werden und zu Belastungen im täglichen Leben führen. Bei Patienten mit Gedächtnisstörungen, die aber im Alltag noch völlig unauffällig waren, zeigte sich, dass in gewissen Hirnregionen bereits über 30 % der synaptischen Verbindungen verloren gegangen waren (Scheff et al. 2011).

Neben der Alzheimer-Demenz können Gefäßveränderungen, die dazu führen, dass Gehirngewebe nicht mehr ausreichend durchblutet wird, zu Gedächtnisstörungen und zu Demenz führen. Zudem gibt es noch andere Eiweiße im Gehirn, die sich zu schädlichen Gebilden zusammenlagern können. Ein Beispiel hierfür ist Alpha-Synuklein, das bei der Parkinsonkrankheit aber auch bei Demenz mit Lewy-Körperchen eine Rolle spielt. Bei Hochaltrigen finden sich oft mehrere Pathologien gleichzeitig im Gehirn (Jellinger und Attems 2010).

8.1.3 Aktuelle Therapie und Forschungsziele

Aktuell gibt es keine Therapie, die das Auftreten der Alzheimer-Demenz verhindert oder deren chronisches Fortschreiten stoppt. Zugelassen sind Acetylcholinesterase-Hemmer und ab dem mittleren Demenzstadium auch Memantin (NMDA-Rezeptor-Antagonist, Allgaier und Allgaier 2014; Rijpma et al. 2014). Diese Therapien versuchen, das vorhandene Ungleichgewicht im Hirnstoffwechsel, welches durch den Verlust von Synapsen und Nervenzellen entstanden ist, wieder auszugleichen. Diese Medikamente können somit die Symptome lindern und den Krankheitsprozess verzögern. Es bleibt aber weiterhin das vorrangige Ziel der Forschung, Substanzen zu entwickeln, die den Krankheitsprozess stark verzögern, stoppen oder sogar umkehren können. Die derzeit in der klinischen Testung am weitesten vorangeschrittenen Therapieansätze sind aus den

Bereichen der Immuntherapie und Sekretaseinhibition. Ergebnisse aus laufenden Phase-III-Studien werden in den Jahren 2016 bis 2019 erwartet. Neben Ansätzen am Beta-Amyloid gibt es unter anderem Ansätze zur Beeinflussung von Tau, von oxidativen Stress- und Entzündungsvorgängen (Anand et al. 2014; Schneider et al. 2014).

Aufgrund des langdauernden Krankheitsprozesses nimmt man an, dass die Therapien, die auf die Beeinflussung von Beta-Amyloid zielen, besser wirken, wenn sie möglichst früh im Krankheitsprozess eingesetzt werden, womöglich in einem Stadium, in dem noch überhaupt keine Symptome bestehen (Golde et al. 2011). Wie aber kann man den Krankheitsprozess nachweisen, bevor überhaupt klinische Symptome bestehen?

8.1.4 Biomarker und Krankheitsentwicklung

Zu dieser Fragestellung wurden in den letzten Jahren große Fortschritte erzielt in dem man Biomarker der Alzheimer-Krankheit erforschte. Biomarker sind objektive Messungen eines biologischen Prozesses, die Aufschluss über das Vorliegen einer Krankheit oder pathologische Veränderungen geben können. Die frühesten Veränderungen, die sich hier nachweisen lassen, sind eine Erniedrigung des Amyloid-Beta-Peptids 42 im Hirnwasser und eine vermehrte Amyloid-Ablagerung im Gehirn. Diese lässt sich mit Hilfe der Positronen-Emissions-Tomographie (PET) sichtbar machen. Es wird eine radioaktiv markierte Substanz verabreicht, die sich an die Amyloid-Plaques anlagert. Diese Substanz strahlt radioaktive Teilchen ab, aus denen dann ein Bild der Plaqueablagerung im Gehirn entsteht. Die erste Studie an Menschen wurde mit der Substanz Pittsburgh Compound B durchgeführt (Klunk et al. 2004). Mittlerweile stehen mehrere dieser Substanzen zur Verfügung. Eine Längsschnittstudie mit Hilfe des Amyloid-PET schätzte, dass es ungefähr zwölf Jahre dauert, bis im Gehirn so viel Amyloid akkumuliert, dass das PET auffällig wird, und weitere 19 Jahre, bis das mittlere Amyloidniveau der Alzheimer-Demenz erreicht wird. Der später auftretende Verlust von Synapsen und somit Stoffwechselaktivität wird mit Hilfe des Flourdeoxyglucose-PET nachgewiesen, welches Abweichungen im Zuckerstoffwechsel des Gehirns sichtbar macht. Zuletzt kann der Verlust von Hirngewebe (Atrophie) mit Hilfe der Magnet-Resonanz-Tomographie (MRT) sichtbar gemacht werden (Jack et al. 2010). Diese Biomarker wurden in diagnostische Kriterien integriert, die es ermöglichen, eine Alzheimer-Krankheit vor dem Auftreten einer Demenz zu diagnostizieren, d. h. vor einer Einschränkung der Fähigkeit, den Alltag selbständig zu bewältigen (Dubois et al. 2007; Dubois et al. 2010; Albert et al. 2011; McKhann et al. 2011; Dubois et al. 2014). Zugleich wurde das Konzept der präklinischen Alzheimer-Krankheit entwickelt, bei der sich zwar Alzheimer-Pathologie im Gehirn nachweisen lässt, aber noch keine eindeutig messbare Einschränkung der geistigen Leistungsfähigkeit vorliegt (Sperling et al. 2011; Dubois et al. 2014). Das Spektrum von leicht nach schwer besteht hier aus Personen, die nur auffällige Amyloidmarker haben, Personen, die zusätzlich einen veränderten Zuckerstoffwechsel oder Atrophie ausweisen, und solchen, die noch zusätzlich subtile Gedächtnisdefizite bei schwierigen Tests haben (Sperling et al. 2011). Eine Studie an 183 Gesunden, von denen 53 ein auffälliges Amyloid-PET hatten, zeigte, dass 26 % der Auffälligen über einen Zeitraum von drei Jahren relevante Gedächtnisstörungen bis hin zu Demenz entwickelten. Im Gegensatz dazu blieben 93 % der Unauffälligen kognitiv stabil. Bestanden zusätzlich zum auffälligen Amyloid-PET noch subtile Gedächtniseinschränkungen, erhöhte sich das Risiko auf 50 % (Rowe et al. 2013).

Das Alter und das Vorhandensein eines Epsilon-4-Allels des Apolipoprotein E sind die Hauptrisikofaktoren, dass ein Gesunder ein auffälliges Amyloid-PET hat, und entsprechen den Risikofaktoren der Alzheimer-Demenz. Interessanterweise stellt auch eine Wahrnehmung einer Verschlechterung der eigenen Gedächtnisleistung einen vorhersagenden Faktor dar (Mielke et al. 2012).

Tatsächlich nimmt auch die Häufigkeit von Amyloid-Ablagerungen bei kognitiv unauffälligen Personen mit dem Alter deutlich zu. Geschätzt werden in der Gruppe der 60- bis 70-Jährigen 10 %, in der der 70- bis 80-Jährigen 25–30 % und später dann 50 % und mehr (Rowe und Villemagne 2013).

Bezeichnend ist die hohe Variabilität, die von Menschen, die bereits sehr früh Ablagerungen haben und sich rasch verschlechtern, über solche, die ein großes Ausmaß an Pathologie bis ins hohe Alter ertragen, bis hin zu solchen, die bis ins hohe Alter keine Pathologie aufbauen, reicht.

8.2 Was wissen wir über Hochbetagte?

8.2.1 Studien mit Amyloid-PET

Der Großteil dieser bildgebenden Studien wurde bei Patienten mit einem Durchschnittsalter von 75 Jahren durchgeführt, und es wurden nur wenige Patienten über 90 Jahren eingeschlossen. Eine aktuelle Publikation (Kawas et al. 2013) fand eine Korrelation zwischen kognitivem Abbau und Amyloid-Ablagerungen bei 13 Hochbetagten.

Eine große Studie, die Teilnehmer mit einem Durchschnittsalter von 74 Jahren untersuchte, konnte keinen Zusammenhang zwischen geistiger Betätigung und körperlicher Aktivität, gemessen in den letzten Jahren vor der Erhebung, mit dem Amyloidstatus oder dem Hirnmetabolismus nachweisen. Hingegen bestand ein deutlicher Zusammenhang solcher Aktivitäten mit kognitiver Leistungsfähigkeit (Gidicsin et al. 2015).

In einer Studie mit Probanden mit einem Durchschnittsalter von 85 Jahren fand sich bei 56 % der 183 Probanden zu Beginn der Studie ein Amyloid-positiver Hirnscan. Insgesamt waren zu diesem Zeitpunkt 37 Teilnehmer leicht kognitiv beeinträchtigt (mild cognitive impairment, MCI; Lopez et al. 2014). Bei den Gesunden zeigten 51 % ein auffälliges Amyloid-PET. Innerhalb von zwei Jahren entwickelten hier 23 % eine leichte kognitive Störung und 8 % eine Demenz. Im Vergleich dazu waren es bei den Amyloid-negativen nicht signifikant mehr, mit 18 %, die ein MCI, und 4 %, die eine Demenz entwickelten.

8.2.2 Kohortenstudien

Es gibt verschiedene länderspezifische Kohortenstudien, die den Zusammenhang zwischen Hochaltrigkeit und gewissen Lebensumständen oder biologischen Faktoren untersuchen. In der kalifornischen »90+«-Studie wurden im Verlauf der 12 Jahre dauernden Studie 1.581 über 90-Jährige eingeschlossen. 587 zeigten bei der ersten Untersuchung keine Anzeichen einer Demenz und hatten mindestens ein Follow-up (Paganini-Hill et al. 2015). Drei Jahre später wurde bei 268 Probanden eine Demenz diagnostiziert. In dieser Studie waren ein erhöhter Kaffeegenuss, eine Einnahme von Vitamin C und Freizeitaktivitäten wie Einkaufen, in die Kirche gehen oder Geschichten lesen mit einem reduzierten Demenzrisiko verbunden. Es wurde allerdings kein klarer Zusammenhang mit körperlicher Aktivität gefunden. Dies im Gegensatz zu Studien an Jüngeren (Carvalho et al. 2014).

In Italien wurde im Rahmen der Monzino-»80+«-Studie eine Demenzprävalenz von 25,3 % gemessen (N = 2504) (Lucca et al. 2015). Der Anstieg der Prävalenz mit dem Alter war ab 85 Jahren linear (2,6 % für Frauen und 1,8 % für Männer pro Jahr). Es konnten auch 46 über 102-jährige Frauen eingeschlossen werden, von denen 76 % eine Demenz aufwiesen. Ähnliche Werte wurden auch bei anderen Studien zur Prävalenz gefunden, was auf einen modifizierten linearen und nicht mehr exponentiellen Anstieg der Prävalenz bei Hochbetagten hinweist (Ebly et al. 1994; von Strauss et al. 1999; Corrada et al. 2008). In der Monzino-Studie gaben 52 % der Teilnehmer an, Alkohol zu konsumieren, 81 % tranken Kaffee und 2,6 % rauchten, wobei 17 % der Teilnehmer angaben, früher geraucht zu haben (Lucca et al. 2011). Sportlich betätigten sich noch 53 % der 80- bis 84-Jährigen aktiv, wobei nur noch 25 % der 90- bis 94-Jährigen respektive 16 % der über 95-Jährigen diesbezüglich aktiv waren. 51 % der über 95-Jährigen gingen regelmäßig spazieren, 39 % übten ein Hobby aus. Soziale Aktivitäten, wie beispielsweise sich mit Kollegen austauschen, fanden bei den 80- bis 84-Jährigen noch bei 48 % und bei den über 95-Jährigen nur noch bei 12 % statt. Der Minimentalstatus betrug bei den 80- bis 84-Jährigen im Schnitt 25,5 Punkte, bei den über 95-Jährigen lag dieser bei 16,8 Punkten. In einer Substudie der Kohorte (N = 471) wurde der Einfluss von Folat- und Vitamin-B12-Spiegel im Serum auf die kognitiven Funktionen untersucht (Tettamanti et al. 2006). Der MMSE-Score sowie die Testscores der Tests zur Erhebung der Aktivitäten des täglichen Lebens waren signifikant mit dem Folatspiegel verbunden. Probanden mit tieferen Werten hatten ein klar höheres Risiko, an einer Demenz zu erkranken. In einer weiteren Substudie (N = 609) zeigte sich keine Assoziation zwischen im Blut gemessenen Entzündungsmarkern und Demenz (Albani et al. 2012).

In einer Kohorte in China von über 825 Probanden, die über einen Zeitraum von 49 Monaten untersucht wurden (Zou et al. 2015) zeigte sich, dass Teilnehmer, die im Untersuchungszeitraum starben, älter waren und schlechtere Werte im Bereich Kognition aufwiesen. Sie hatten mehr Komorbiditäten und waren in den Aktivitäten des täglichen Lebens deutlicher eingeschränkt. Sportliche Aktivitäten waren protektiv und Frauen hatten insgesamt eine günstigere Prognose. Im Vergleich zu Stichproben mit niedrigerem Durchschnittsalter sind Faktoren wie Rauchen, Body-Mass-Index und Ausbildung bei Hochbetagten für die Mortalität weniger relevant. Über alle Altersstufen hinweg bleiben, wie zu erwarten, das Ausgangsalter, Komorbiditäten, körperliche Einschränkungen aber auch das Geschlecht bestimmend für die Mortalität. Dies konnte in mehreren Studien konsistent gezeigt werden (Nybo et al. 2003; Ben-Ezra und Shmotkin 2006; Lima-Costa et al. 2011, Tiainen et al. 2013).

Eine aktuelle Studie zeigte zudem, dass das Aktivitätsniveau betreffende Alltagsaktivitäten (IADL score) im Alter von 90 Jahren vorhersagen, ob das hundertste Lebensjahr erreicht wird (Formiga et al. 2014).

8.3 Rationale und Design der Zürcher Hochbetagten-Studie im Rahmen von ZINEP

8.3.1 Ziele der Studie

Wie bereits ausgeführt gibt es Lebensstilfaktoren, die zu Hochaltrigkeit beitragen. Da die Alzheimer-Demenz mit dem Lebensalter stark zunimmt und auch der Prozess, der zu Alzheimer führt, über Jahrzehnte abläuft, gibt es Altern in Anwesenheit oder in Abwesenheit dieses Prozesses. Zusätzlich sind manche Hirnregionen besonders anfällig für die Alzheimer-Pathologie, während die Funktion anderer Hirnregionen auch in Abwesenheit der Alzheimer-Krankheit mit dem Alter abnimmt (Jagust 2013).

Mit dem Amyloid-PET werden die Studienteilnehmer in die Gruppe mit erhöhten Amyloid-Ablagerungen und die, die keine solche Erhöhung aufweisen, unterteilt.

Gesunde ohne Amyloid repräsentieren Altern in Abwesenheit der häufigsten Hirnpathologie des Alters. An ihnen können Faktoren untersucht werden, welche vor dieser Pathologie schützen. Anhand von Teilnehmern, die trotz ausgeprägter Amyloidpathologie gesund sind, können Faktoren untersucht werden, die zur Toleranz für diese Pathologie beitragen. Hierzu werden die Studienteilnehmer umfassend charakterisiert und exploratorisch Zusammenhänge zwischen Amyloidpathologie, Kognition, Physiologie und Struktur des Gehirns, Blutmetaboliten, Immunzellen, allgemeinen Gesundheitsfaktoren und Lebensstil untersucht. Parallel werden diese Zusammenhänge an einer größeren Stichprobe mit Hilfe von Fragebögen untersucht.

Ziel der Studie ist es, Hypothesen zu generieren, die dann in größeren Studien weiter verfolgt werden können. Konkret sollen neue Faktoren identifiziert werden, die mit gesundem Altern in Abwesenheit von Alzheimer-Pathologie assoziiert sind, oder solche, die mit einer Toleranz für diese Pathologie verbunden sind.

8.3.2 Studiendesign

Art der Studie und Teilnehmer

Um Aufschlüsse über die Grundgesamtheit potentieller Teilnehmer zu erhalten, wird zu Beginn der Studie eine Fragebogenerhebung an einer Stichprobe vor 2.500 über 85-Jährigen aus der Region Zürich durchgeführt. Die hochbetagten Personen erhalten einen Fragebogen mit der Post und der Bitte, diesen anonym zurück zu senden. Die Angeschriebenen haben auch die Möglichkeit, aktiv an der Hauptstudie teilzunehmen.

Bei dieser handelt es sich um eine explorative Längsschnittstudie auf der Basis einer Stichprobe von vierzig Teilnehmern, die 85 Jahre oder älter sind, und bei denen sich aus der klinischen Untersuchung kein Anhaltspunkt für eine Demenz ergibt. Die Teilnehmer werden über einen Zeitraum von zwei Jahren untersucht. Die wichtigsten Ausschlusskriterien der Studie sind Faktoren, bei denen das Risiko für die Studienteilnahme zu hoch wäre. Hierzu zählen Ausschlusskriterien für das MRT, z. B. magnetisierbare Metallteile, und PET-Ausschlusskriterien, z. B. hohe Strahlenexposition in der Vorgeschichte oder allgemeine Hinweise auf eine instabile körperliche Erkrankung.

Studienuntersuchungen

Ziel der Untersuchungen ist eine umfassende Charakterisierung der Studienteilnehmer. Im ersten Schritt finden ein ausführliches ärztliches Gespräch und eine klinische Untersuchung statt. Dies dient einerseits der Überprüfung der Ein- und Ausschlusskriterien, andererseits werden wichtige Faktoren erfragt, die einen Einfluss auf das Vorliegen der Amyloidpathologie haben können. Es schließt sich eine neuropsychologische Testung an, welche die Bereiche Gedächtnis (Lernen, Abrufen und Wiedererkennen), Aufmerksamkeit, Visuokonstruktion, Arbeitsgedächtnis sowie die Exekutivfunktionen prüft. Somit erhalten wir ein differenziertes Bild von der kognitiven Leistungsfähigkeit der Teilnehmer. Mit Hilfe von Fragebögen werden das geistige und körperliche Aktivitätsniveau, die geistigen Herausforderungen und Aktivitäten über die Lebenszeit, die Lebensqualität und die Lebenszufriedenheit erfragt. Die Persönlichkeit der Teilnehmer wird ebenso erfasst wie die aktuellen Ernährungsgewohnheiten.

In Zusammenarbeit mit Prof. Nicolas Rüsch wird über einen Stigma-Fragebogen erfasst, wie Personen über 85 mit der Angst vor einer Demenz umgehen und wie sie das Stigma dieser Krankheit wahrnehmen (▶ **Kap. 7**).

Eine Blutentnahme und ein EKG dienen der Einschätzung, ob eine akute Krankheit vorliegt, die eine Studienteilnahme ausschließen würde. Zudem werden wichtige Faktoren erfasst, die mit der Gesundheit im Alter zusammenhängen können. Beispiele hierfür sind der Vitamin-B12- und Folsäurespiegel, der Lipidstatus oder der Schilddrüsenhormonhaushalt. Neben diesen bekannten Faktoren werden genetische Untersuchungen, z. B. ApoE-Genotyp, aber auch immunologische Untersuchungen durchgeführt. Zentral ist hier die Suche nach sogenannten Gedächtniszellen des Immunsystems, die Antikörper produzieren, die vor Krankheiten schützen können.

An diese klinischen Untersuchungen schließen sich die bildgebenden Untersuchungen an. Wichtigste Untersuchung ist hier die PET-Untersuchung mit dem Tracer Flutemetamol, der dazu geeignet ist, Amyloid im Gehirn nachzuweisen. Die Teilnehmer bekommen diese Substanz intravenös als langsamen Bolus in eine Vene am Unterarm injiziert. Es werden maximal 140 MBq injiziert, was eine Strahlendosis von unter 5 mSv bedeutet. Die dynamischen Bilder werden von 80 bis 110 Minuten nach der Injektion aufgenommen. Dann ist die Substanz nur noch dort vorhanden, wo Bindungsstellen, d. h. Amyloid-Plaques, vorhanden sind. Die Plaques können so im Bild sichtbar gemacht werden.

Mit Hilfe dieser Untersuchung können nun die Studienteilnehmer in die Gruppen unterteilt werden, die viele Plaques im Gehirn haben und dennoch im hohen Alter keine Demenz aufweisen, und solche, bei denen sich diese Pathologie gar nicht aufgebaut hat. Ein Teil der MR-Untersuchungen kann parallel zur PET-Untersuchung auf einem PET-MR-Scanner gemacht werden. Diese kombinierte Messung ist wichtig für den Teilnehmerkomfort und ermöglicht eine exakte simultane Registrierung der PET- und MR-Information. Mit dem MR werden nicht nur strukturelle Informationen gesammelt, sondern auch Informationen über die Funktionsweise (fMRT) und die Durchblutung des Gehirns (ASL). Die Untersuchungen werden bis auf die PET-Untersuchung nach einem und nach zwei Jahren wiederholt.

8.3.3 Fragestellungen und Hypothesen

Das Hauptziel der Studie ist es, die Amyloidpathologie, die einen wesentlichen Bestandteil der Alzheimer-Pathologie darstellt, in Hochaltrigen ohne Demenz zu messen und deren Ausprägung zu untersuchen. Dann soll überprüft werden, ob es Unterschiede in der geistigen Leistungsfähigkeit bei Teilnehmern mit und ohne Amyloid-Ablagerungen gibt. Die Hypothese wäre hier, dass die Teilnehmer mit Amyloidpathologie schlechter abschneiden als die ohne Amyloidpathologie. Umgekehrt könnte sich aber auch zeigen, dass bei Hochaltrigen andere Faktoren als Amyloid entscheidend für die kognitive Leistungsfähigkeit sind.

Ein weiteres wichtiges Ziel ist die Identifikation von Risikofaktoren oder Schutzfaktoren, die entweder positiv oder negativ mit den Amyloid-Ablagerungen im Gehirn assoziiert sind. So erwarten wir beispielsweise, dass das APOE-Epsilon-4-Allel stark zu einer hohen Ausprägung der Amyloidpathologie beiträgt. Eine weitere Hypothese ist, dass Teilnehmer, die besonders viele Immunzellen aufweisen, die Antikörper gegen Amyloid bilden können, weniger Amyloid im Gehirn haben. Umgekehrt könnte es aber auch sein, dass gerade solche, die viel Amyloid im Gehirn haben, viele solcher Zellen aufweisen, was dann hinweisend auf einen Mechanismus sein könnte, der diese Pathologie tolerierbar macht. In diesem Zusammenhang kommen auch die Daten aus den Lebensstilfaktoren zur Anwendung. Wir vermuten, dass körperliche und geistige Aktivität einen wesentlichen Faktor für kognitive Gesundheit im Alter darstellen. Betreffend der körperlichen Aktivität vermuten wir, dass diese das Ausmaß der Amyloid-Ablagerungen im Gehirn reduziert. Geistige Aktivität und das Ausbildungsniveau könnten wiederum Faktoren sein, die die geistige Reserve und somit die Toleranz für Amyloid erhöhen können.

Durch die umfassende Charakterisierung kann das Zusammenspiel verschiedener Faktoren untersucht werden. Ein Beispiel wäre hier der Zusammenhang zwischen Amyloid-Ablagerung, Hirnstruktur und Kognition. Eine Hypothese hierzu wäre, dass jene Personen mit ausgeprägtem Amyloid, aber intakter Hirnstruktur weniger kognitive Defizite aufweisen. Nun kann nach Vermittlervariablen gesucht werden, die dazu führen, dass die Hirnstruktur trotz Amyloid intakt bleibt.

8.3.4 Zusammenfassung und erwarteter Nutzen

Das Hochbetagten-Projekt im Rahmen des Zürcher Impulsprogramms zur nachhaltigen Entwicklung in der Psychiatrie hat die Zielsetzung, die Vorgänge, die dazu führen, dass ein Mensch bis ins hohe Alter selbständig und geistig aktiv bleiben kann, besser zu verstehen. Es handelt sich um ein exploratives, hypothesengenerierendes Projekt, das mit Hilfe einer umfassenden Charakterisierung hochaltriger Teilnehmer wichtige Bereiche wie Lebensstil, Kognition, Hirnstruktur und Pathologie zusammenbringt und ermöglicht, die Zusammenhänge zwischen diesen Bereichen besser zu verstehen. Mit dem Verständnis, was Menschen bis ins hohe Alter kognitiv leistungsfähig und gesund erhält, kann man einzelne Faktoren identifizieren, die möglicherweise modifizierbar sind. Diese stellen dann mögliche Ansatzpunkte für therapeutische Strategien dar, die kognitiven Abbau oder Demenz im Alter verhindern können. Dieses Teilprojekt des ZInEP könnte somit einen Schritt in Richtung einer Demenzprävention machen und dadurch zur nachhaltigen Entwicklung in der Psychiatrie beitragen.

Literatur

Albani D, Tettamanti M, Batelli S, Polito L, Dusi S, Ateri E, Forloni G, Lucca U (2012) Interleukin-1alpha, interleukin-1beta and tumor necrosis factor-alpha genetic variants and risk of dementia in the very old: Evidence from the »monzino 80-plus« prospective study. Age (Dordrecht, Netherlands) 34: 519–526.

Albert MS, DeKosky ST, Dickson D, Dubois B, Feldman HH, Fox NC, Gamst A, Holtzman DM, Jagust WJ, Petersen RC, Snyder PJ, Carrillo MC, Thies B, Phelps CH (2011) The diagnosis of mild cognitive impairment due to alzheimer's disease: Recommendations from the national institute on aging-alzheimer's association workgroups on diagnostic guidelines for alzheimer's disease. Alzheimers Dement 7: 270–279.

Allgaier M, Allgaier C (2014) An update on drug treatment options of alzheimer's disease. Frontiers in bioscience (Landmark edition) 19: 1345–1354.

Anand R, Gill KD, Mahdi AA (2014) Therapeutics of alzheimer's disease: Past, present and future. Neuropharmacology 76 Pt A: 27–50.

Ben-Ezra M, Shmotkin D (2006) Predictors of mortality in the old-old in israel: The cross-sectional and longitudinal aging study. Journal of the American Geriatrics Society 54: 906–911.

Carvalho A, Rea IM, Parimon T, Cusack BJ (2014) Physical activity and cognitive function in individuals over 60 years of age: A systematic review. Clinical interventions in aging 9: 661–682.

Corrada MM, Brookmeyer R, Berlau D, Paganini-Hill A, Kawas CH (2008) Prevalence of dementia after age 90: Results from the 90+ study. Neurology 71: 337–343.

Dubois B, Feldman HH, Jacova C, Cummings JL, Dekosky ST, Barberger-Gateau P, Delacourte A, Frisoni G, Fox NC, Galasko D, Gauthier S, Hampel H, Jicha GA, Meguro K, O'Brien J, Pasquier F, Robert P, Rossor M, Salloway S, Sarazin M, de Souza LC, Stern Y, Visser PJ, Scheltens P (2010) Revising the definition of alzheimer's disease: A new lexicon. Lancet Neurol 9: 1118–1127.

Dubois B, Feldman HH, Jacova C, Dekosky ST, Barberger-Gateau P, Cummings J, Delacourte A, Galasko D, Gauthier S, Jicha G, Meguro K, O'Brien J, Pasquier F, Robert P, Rossor M, Salloway S, Stern Y, Visser PJ, Scheltens P (2007) Research criteria for the diagnosis of alzheimer's disease: Revising the nincds-adrda criteria. Lancet Neurol 6: 734–746.

Dubois B, Feldman HH, Jacova C, Hampel H, Molinuevo JL, Blennow K, DeKosky ST, Gauthier S, Selkoe D, Bateman R, Cappa S, Crutch S, Engelborghs S, Frisoni GB, Fox NC, Galasko D, Habert MO, Jicha GA, Nordberg A, Pasquier F, Rabinovici G, Robert P, Rowe C, Salloway S, Sarazin M, Epelbaum S, de Souza LC, Vellas B, Visser PJ, Schneider L, Stern Y, Scheltens P, Cummings JL (2014) Advancing research diagnostic criteria for alzheimer's disease: The iwg-2 criteria. Lancet Neurol 13: 614–629.

Ebly EM, Parhad IM, Hogan DB, Fung TS (1994) Prevalence and types of dementia in the very old: Results from the canadian study of health and aging. Neurology 44: 1593–1600.

Formiga F, Ferrer Feliu A, Corbella X (2014) The difficult way to become a centenarian. The nonasantfeliu study: Ten years of follow-up. J Am Geriatr Soc 62: 1792–1793.

Gidicsin CM, Maye JE, Locascio JJ, Pepin LC, Philiossaint M, Becker JA, Younger AP, Dekhtyar M, Schultz AP, Amariglio RE, Marshall GA, Rentz DM, Hedden T, Sperling RA, Johnson KA (2015) Cognitive activity relates to cognitive performance but not to alzheimer disease biomarkers. Neurology 85(1): 48–55.

Golde TE, Schneider LS, Koo EH (2011) Anti-abeta therapeutics in alzheimer's disease: The need for a paradigm shift. Neuron 69: 203–213.

Haass C, Selkoe DJ (2007) Soluble protein oligomers in neurodegeneration: Lessons from the alzheimer's amyloid beta-peptide. Nature reviews. Molecular cell biology 8: 101–112.

Huang Y, Mucke L (2012) Alzheimer mechanisms and therapeutic strategies. Cell 148: 1204–1222.

Jack CR, Jr., Knopman DS, Jagust WJ, Shaw LM, Aisen PS, Weiner MW, Petersen RC, Trojanowski JQ (2010) Hypothetical model of dynamic biomarkers of the alzheimer's pathological cascade. Lancet neurology 9: 119–128.

Jagust W (2013) Vulnerable neural systems and the borderland of brain aging and neurodegeneration. Neuron 77: 219–234.

Jellinger KA, Attems J (2010) Prevalence of dementia disorders in the oldest-old: An autopsy study. Acta neuropathologica 119: 421–433.

Kawas CH, Greenia DE, Bullain SS, Clark CM, Pontecorvo MJ, Joshi AD, Corrada MM (2013) Amyloid imaging and cognitive decline in nondemented oldest-old: The 90+ study. Alzheimers Dement 9: 199–203.

Klunk WE, Engler H, Nordberg A, Wang Y, Blomqvist G, Holt DP, Bergstrom M, Savitcheva I, Huang GF, Estrada S, Ausen B, Debnath ML, Barletta J, Price JC, Sandell J,

Lopresti BJ, Wall A, Koivisto P, Antoni G, Mathis CA, Langstrom B (2004) Imaging brain amyloid in alzheimer's disease with pittsburgh compound-b. Ann Neurol 55: 306–319.

Lima-Costa MF, Peixoto SV, Matos DL, Firmo JO, Uchoa E (2011) Predictors of 10-year mortality in a population of community-dwelling brazilian elderly: The bambui cohort study of aging. Cadernos de saude publica 27 Suppl 3: S360–369.

Lopez OL, Klunk WE, Mathis C, Coleman RL, Price J, Becker JT, Aizenstein HJ, Snitz B, Cohen A, Ikonomovic M, McDade E, DeKosky ST, Weissfeld L, Kuller LH (2014) Amyloid, neurodegeneration, and small vessel disease as predictors of dementia in the oldest-old. Neurology 83: 1804–1811.

Lucca U, Garri M, Recchia A, Logroscino G, Tiraboschi P, Franceschi M, Bertinotti C, Biotti A, Gargantini E, Maragna M, Nobili A, Pasina L, Franchi C, Riva E, Tettamanti M (2011) A population-based study of dementia in the oldest old: The monzino 80-plus study. BMC neurology 11: 54.

Lucca U, Tettamanti M, Logroscino G, Tiraboschi P, Landi C, Sacco L, Garri M, Ammesso S, Bertinotti C, Biotti A, Gargantini E, Piedicorcia A, Nobili A, Pasina L, Franchi C, Djade CD, Riva E, Recchia A (2015) Prevalence of dementia in the oldest old: The monzino 80-plus population based study. Alzheimers Dement 11: 258–270. e253.

McKhann GM, Knopman DS, Chertkow H, Hyman BT, Jack CR, Jr., Kawas CH, Klunk WE, Koroshetz WJ, Manly JJ, Mayeux R, Mohs RC, Morris JC, Rossor MN, Scheltens P, Carrillo MC, Thies B, Weintraub S, Phelps CH (2011) The diagnosis of dementia due to alzheimer's disease: Recommendations from the national institute on aging-alzheimer's association workgroups on diagnostic guidelines for alzheimer's disease. Alzheimers Dement 7: 263–269.

Mielke MM, Wiste HJ, Weigand SD, Knopman DS, Lowe VJ, Roberts RO, Geda YE, Swenson-Dravis DM, Boeve BF, Senjem ML, Vemuri P, Petersen RC, Jack CR, Jr. (2012) Indicators of amyloid burden in a population-based study of cognitively normal elderly. Neurology 79: 1570–1577.

Nybo H, Petersen HC, Gaist D, Jeune B, Andersen K, McGue M, Vaupel JW, Christensen K (2003) Predictors of mortality in 2,249 nonagenarians – the danish 1905-cohort survey. J Am Geriatr Soc 51: 1365–1373.

Paganini-Hill A, Kawas CH, Corrada MM (2015) Lifestyle factors and dementia in the oldest-old: The 90+ study. Alzheimer disease and associated disorders.

Rijpma A, Meulenbroek O, Olde Rikkert MG (2014) Cholinesterase inhibitors and add-on nutritional supplements in alzheimer's disease: A systematic review of randomized controlled trials. Ageing research reviews 16: 105–112.

Rowe CC, Bourgeat P, Ellis KA, Brown B, Lim YY, Mulligan R, Jones G, Maruff P, Woodward M, Price R, Robins P, Tochon-Danguy H, O'Keefe G, Pike KE, Yates P, Szoeke C, Salvado O, Macaulay SL, O'Meara T, Head R, Cobiac L, Savage G, Martins R, Masters CL, Ames D, Villemagne VL (2013) Predicting alzheimer disease with beta-amyloid imaging: Results from the australian imaging, biomarkers, and lifestyle study of ageing. Ann Neurol 74: 905–913.

Rowe CC, Villemagne VL (2013) Brain amyloid imaging. Journal of nuclear medicine technology 41: 11–18.

Scheff SW, Price DA, Schmitt FA, Scheff MA, Mufson EJ (2011) Synaptic loss in the inferior temporal gyrus in mild cognitive impairment and alzheimer's disease. Journal of Alzheimer's disease : JAD 24: 547–557.

Schneider LS, Mangialasche F, Andreasen N, Feldman H, Giacobini E, Jones R, Mantua V, Mecocci P, Pani L, Winblad B, Kivipelto M (2014) Clinical trials and late-stage drug development for alzheimer's disease: An appraisal from 1984 to 2014. Journal of internal medicine 275: 251–283.

Sperling RA, Aisen PS, Beckett LA, Bennett DA, Craft S, Fagan AM, Iwatsubo T, Jack CR, Jr., Kaye J, Montine TJ, Park DC, Reiman EM, Rowe CC, Siemers E, Stern Y, Yaffe K, Carrillo MC, Thies B, Morrison-Bogorad M, Wagster MV, Phelps CH (2011) Toward defining the preclinical stages of alzheimer's disease: Recommendations from the national institute on aging-alzheimer's association workgroups on diagnostic guidelines for alzheimer's disease. Alzheimers Dement 7: 280–292.

Tettamanti M, Garri MT, Nobili A, Riva E, Lucca U (2006) Low folate and the risk of cognitive and functional deficits in the very old: The monzino 80-plus study. Journal of the American College of Nutrition 25: 502–508.

Tiainen K, Luukkaala T, Hervonen A, Jylha M (2013) Predictors of mortality in men and women aged 90 and older: A nine-year follow-up study in the vitality 90+ study. Age and ageing 42: 468–475.

von Strauss E, Viitanen M, De Ronchi D, Winblad B, Fratiglioni L (1999) Aging and the occurrence of dementia: Findings from a population-based cohort with a large sample of nonagenarians. Archives of neurology 56: 587–592.

Walsh DM, Selkoe DJ (2004) Deciphering the molecular basis of memory failure in alzheimer's disease. Neuron 44: 181–193.

Zou C, Zhou Y, Dong B, Hao Q, Chen S, Zhou J (2015) Predictors of 49-month mortality in chinese nonagenarians and centenarians in plad study. Aging clinical and experimental research 27(6): 821–827. [Epub ahead of print.]

9 Entwicklungspsychopathologie der Adoleszenz

Hans-Christoph Steinhausen, Christa Winkler Metzke, Andrea Spitz und Susanne Walitza

9.1 Einleitung

Die in den 80er und 90er Jahren des letzten Jahrhunderts programmatisch begründete Entwicklungspsychopathologie befasst sich nach einem thematisch-theoretischen Ansatz mit den Untersuchung der Ursprünge und des Verlaufs individueller Muster von fehlangepasstem Verhalten (Sroufe und Rutter 1984). Wie in der Bezeichnung anklingend, hat sie aus der Verknüpfung von Forschungsansätzen der Entwicklungspsychologie und der Psychopathologie ein spezielles und dabei originär neues Forschungsfeld begründet. In einer frühen programmatischen Orientierung betont sie die Kombination beider Forschungsansätze. Einerseits mit der Orientierung an Fragen der Entwicklungsforschung nach den Prozessen und Mechanismen, die Entwicklungsübergängen zugrunde liegen, und nach Implikationen, die ihrem Auftreten folgen, wie z. B. altersabhängigen Variationen hinsichtlich der Empfänglichkeit für Belastungen und ob es Entwicklungszeitpunkte für die Stabilisierung der Persönlichkeit gibt. Andererseits zentrieren sich die Fragen der Psychopathologie auf individuelle Unterschiede im Sinne unterschiedlicher Entwicklungsprozesse und Verhaltensverläufe und auf das Ausmaß des Übergangs von normalen Variationen in Störungen.

Aus der Verknüpfung dieser beiden theoretischen Ansätze fragt die Entwicklungspsychopathologie in der Entwicklungsperspektive nach Kontinuitäten und Diskontinuitäten über die Zeit und in der psychopathologischen Perspektive nach den Kontinuitäten und Diskontinuitäten über die Bandbreite von Verhaltensvariationen (Rutter 1986). In einer pragmatischen Orientierung haben sich ausgehend von diesen frühen theoretischen Vorgaben eine Reihe von *Forschungsschwerpunkten* ergeben. Diese befassen sich mit den Fragen nach normalen und abweichenden Entwicklungen sowie ihrer Zusammenhänge, nach der Kontinuität und Diskontinuität von Verhalten und psychischen Störungen und nach altersspezifischen Manifestationen psychischer Störungen. Ferner stehen Modelle für die Entstehung und den Verlauf psychischer Störungen, die Bedeutung von Risiko- und Schutzfaktoren für die Entwicklung psychischer Störungen und die Rolle von Vulnerabilität und Resilienz im Kontext der Entwicklung von psychischen Störungen im Zentrum dieser Forschung.

Der Ertrag dieser Forschungsperspektive lässt sich insbesondere an den konsolidierten Erkenntnissen der *Verlaufsforschung* erkennen, die hier nur beispielhaft für zwei zentrale kinder- und jugendpsychiatrische Störungen skizziert werden sollen. Die im Kindes- und Jugendalter häufigen, von Symptomen der

Angst und Depression gekennzeichneten *emotionalen Störungen* zeigen eine hohe Prävalenz im Kindesalter, eine starke Remissionsneigung in der Kindheit und keinen bedeutsamen Anstieg in der Adoleszenz, eine homologe Kontinuität bei persistierenden Störungen, eine schlechtere Prognose einzelner Phobien im Vergleich mit generalisierten Angststörungen, eine erhöhte Rate rekurrierender Depression im frühen Erwachsenenalter bei Erstmanifestation in Kindheit oder Jugend und eine hohe Persistenzrate bei Zwangsstörungen mit typischerweise flukturierendem Verlauf bei unvollständiger Remission und unterschiedlich ausgeprägten sozialen Funktionseinbußen.

Für die ebenfalls kinder- und jugendtypischen *Störungen des Sozialverhaltens* gilt als gesicherter Erkenntnisstand, dass die Prävalenz von dissozialen Störungen in Kindheit/Jugend höher als im Erwachsenenalter ist, die Prävalenz in der späten Adoleszenz bzw. im frühen Erwachsenenalter abnimmt, die Persistenz für früh beginnende Störungen des Sozialverhaltens bei gleichzeitiger hyperkinetischer Störung (ADHS) sowie bei gestörten Sozialbeziehungen zu Gleichaltrigen hoch ist, die Quote dissozialer Störungen in Kindheit/Jugend mit Übergang zu antisozialen Persönlichkeitsstörungen im Erwachsenenalter gering ist, antisoziale Persönlichkeitsstörungen im Erwachsenenalter aber fast immer Vorläufer in dissozialen Störungen in Kindheit und Jugend haben und schwere Kriminalität erst im Erwachsenenalter beginnt.

Zu den etablierten Erkenntnissen der Entwicklungspsychopathologie gehört auch die Definition zahlreicher *Risikofaktoren* im Sinne von individuellen Merkmalen oder Entwicklungsbedingungen, die entweder für eine große Zahl verschiedener Störungen oder einzelne psychische Störungen des Kindes- und Jugendalters bedeutsam sind. Zu den Risiken des Kindes zählen prä-, peri- und postnatale Komplikationen (z. B. Frühgeburt, niedriges Geburtsgewicht), schwieriges Temperament (z. B. ausgeprägt unruhig und impulsiv), intellektuelle und körperliche Beeinträchtigungen sowie kritische Lebensereignisse und -bedingungen (z. B. Erfahrung von Verlust, Erniedrigung, Gewalt, Gefahr und Bedrohung, Pflegschaft, sexueller Missbrauch). Elterliche Risikoerfahrungen sind insbesondere psychische Störungen (speziell Depression, Substanzmissbrauch, antisoziale Persönlichkeit), und Risiken innerhalb der Eltern-Kind-Interaktion entstehen durch unsichere und desorganisierte Bindungserfahrungen, negative Erziehungspraktiken (z. B. hart strafende Erziehung, Vernachlässigung und Misshandlung, übermäßige Behütung) sowie schwere offene Konflikte zwischen den Eltern mit möglichen Folgen von Trennung und Scheidung. Risiken im unmittelbaren Umfeld bestehen schließlich in niedrigem sozioökonomischem Status einschließlich Bildungsmangel und gestörten Beziehungen zu Gleichaltrigen mit Mangel an Freundschaften und devianten Verhaltensmodellen (Shanahan et al. 2008; Steinhausen 2010).

Auch über die Wirksamkeit von *protektiven Faktoren* im Sinne von Persönlichkeitseigenschaften und Entwicklungsbedingungen, die selbst bei Vorliegen von Risikofaktoren vor abweichendem Verhalten und psychischer Störung schützen, ist der Kenntnisstand durch die Forschung der Entwicklungspsychopathologie bedeutsam bereichert worden. So gilt als gesichert, dass zu den personalen Ressourcen weibliches Geschlecht (nur in der Kindheit), Erstgeburt, ein positives Temperament (flexibel, aktiv, offen), ein positives Selbstwertgefühl, überdurchschnittliche Intelligenz und ein positives Sozialverhalten mit sozialer Attraktivität zählen. Zu den familiären Ressourcen gehören eine stabile emotionale Beziehung zu einer Bezugsperson, ein offenes und unterstützendes Erziehungsklima, familiäre Kohäsion und Modelle positiver Bewältigung. Schließlich werden extrafamiliäre soziale Ressourcen in Form von sozialer Unterstützung im näheren und erweiterten Umfeld, positiven Freundschaftsbeziehungen sowie positiven Schulerfahrungen wirksam.

9.2   Die Zürcher Adoleszenten-Psychologie und -Psychopathologie Studie (ZAPPS)

Diese Mitte der 1990er Jahre gestartete epidemiologische und entwicklungspsychopathologische Studie verfolgte mehrere Ziele. Neben der Erfassung der Häufigkeit, des Verlaufs und begleitender Merkmale psychischer Störungen im Jugendalter sollten die Bedingungen und Prozesse für psychische Störungen und für seelische Gesundheit im Jugendalter untersucht werden. Als zentrale Determinanten für diesen Prozess wurden dabei kritische Lebensereignisse, Bewältigungsfertigkeiten, selbstbezogene Kognitionen (Selbstwert und Selbstaufmerksamkeit), erlebter elterlicher Erziehungsstil, erlebte Schulumwelt und die Qualität und Unterstützungswert sozialer Netzwerke des Jugendlichen betrachtet.

Die ZAPPS wurde als repräsentative Längsschnittstudie mit vier Wellen von Erhebungen (1994, 1997, 2001 und zuletzt in begrenztem Umfang 2004/2005) durchgeführt und ging aus einer ursprünglich 1.964 Kinder und Jugendliche im Alter von 6–17 Jahren umfassenden Stichprobe hervor, die repräsentativ für die Bezirke des Kantons Zürich (Stadt/Land), die Schultypen und die Schulstufen bei Welle 1 gezogen worden war. Ab Welle 2 wurde nur die Kohorte der Adoleszenten (11–17 Jahre bei Erstuntersuchung) in einem Längsschnitt weiter untersucht. Wie bei Längsschnittuntersuchungen üblich, entstand im Verlauf ein Stichprobenschwund, der aber auch durch neurekrutierte Probanden teilweise kompensiert wurde. Um mögliche Verzerrungseffekte der Stichprobe durch selektiven Ausfall von Probanden im Verlauf der Längsschnitterhebungen auszugleichen, wurde eine den lokalen Zensusdaten entsprechende Längsschnittstichprobe von 593 Probanden gebildet, die an den zentralen ersten 3 Wellen der Studie teilgenommen hatten. Das mittlere Alter zu diesen drei Zeitpunkten betrug 13, 16 und 20 Jahre und die erfasste Stichprobe war hinsichtlich der Verteilung von Alter und Geschlecht repräsentativ für die Zensuspopulation im Kanton Zürich. Auf dieser Stichprobe basieren die im Weiteren in diesem Beitrag dargestellten Ergebnisse zu speziellen Fragestellungen.

Das Untersuchungsinstrumentarium zur Realisierung der Untersuchungsziele umfasste im Rahmen einer Zwei-Stufen-Strategie in einem alle Probanden erfassenden Screening verschiedene Fragebögen und in einer zweiten Stufe strukturierte psychiatrische Interviews jeweils bei einer kleineren Zahl von im Screening erfassten Risikoprobanden bzw. spezifischen Merkmalsträgern. Im Sinne eines Multi-Informanten-Ansatzes wurden inhaltlich ein parallel strukturierter Fragebogen für Eltern zu Verhaltensauffälligkeiten ihres Jugendlichen, die Child Behavior Checklist (CBCL, Achenbach 1991a; Steinhausen und Winkler Metzke 2011a), und ein Fragebogen für Jugendliche zu Verhaltensaffälligkeiten, der Youth Self-Report (YSR, Achenbach 1991b; Steinhausen und Winkler Metzke 2011b), sowie bei den jungen Erwachsenen der Young Adult Self-Report (YASR, Achenbach 1997; Steinhausen, Agrez und Winkler Metzke 2011) eingesetzt. Zusätzlich wurden in der Jugendlichen-Befragung mehrere Fragebögen zur differenzierten Erfassung einiger psychopathologischer Dimensionen verwendet, nämlich die Allgemeine Depressions-Skala (Hautzinger und Bailer 1991) als deutsche Version der Center for Epidemiological Depression Scale (CES-D, Radloff 1977), die nach dem Modell der Eating Disorder Examination-Screening (EDE-S, Beglin und Fairburn 1992) für die Studie entwickelte Skala für Essstörungen und der in Kollaboration mit der WHO entwickelte Fragebogen zu Substanzmissbrauch von Müller und Abnet (1991).

Der Abbildung weiterer im theoretischen Modell der ZAPPS verankerter Determinanten psychischer Störungen dienten Fragebögen zu kritischen Lebensereignissen (Steinhausen und Winkler Metzke 2001), zu Bewältigungsfertigkeiten (die deutsche Version des Coping Across Situations Questionnaire von Seiffge-Krenke 1989), zum Selbstwert (Rosenberg 1965) und zur Selbstaufmerksamkeit (Filipp und Freudenberg 1989), eine Eigenentwicklung zum wahrgenommenen elterlichen Erziehungsstil (Reitzle et al. 2001), der von Fend und Prester (1986) entwickelte Fragebogen zur wahrgenommenen Schulumwelt und ein eigenentwickelter Fragebogen zur Größe und Effizienz des sozialen Netzwerkes. Die strukturierten klinischen Interviews zur Erfassung von psychischen Störungen bestanden für Jugendliche aus dem Diagnostic Interview Schedule for Children (DISC, Shaffer et al. 1993) und für die jungen Erwachsenen aus der Münchener Version des Composite International Diagnostic Interview (M-CIDI, Wittchen und Pfister 1997). Die im Folgenden dargestellten Ergebnisse der ZAPPS zu drei ausgewählten diagnostischen Subgruppen basieren auf dem geschilderten Untersuchungsansatz bei den Probanden der Längsschnittstichprobe.

9.2.1 Depression

Neben den adoleszenztypischen Stimmungsschwankungen von meist kurzer Dauer treten in diesem Lebensabschnitt auch klinisch relevante Depressionen mit *Prävalenzraten* von 2–5 % auf und bergen das Risiko einer Fortsetzung im Erwachsenenalter in sich. Verschiedene Querschnittstudien haben zudem Risikofaktoren für die Manifestation von Depressionen im Jugendalter identifiziert (vgl. Steinhausen, Haslimeier et al. 2006). Jedoch mangelt es an längsschnittlich angelegten Feldstudien zum Zusammenhang von Risikofaktoren und Depression in der Adoleszenz und dabei speziell zu der Frage, ob die im Jugendalter beobachtbaren Risikofaktoren auch noch bei der Depression im jungen Erwachsenalter feststellbar sind. Dieser und der zusätzlichen Frage, ob die episodische Depression die gleiche oder eine unterschiedliche Funktion wie die persistente Depression im jungen Erwachsenenalter hat, ist die ZAPPS in einer separaten Studie nachgegangen (Steinhausen, Haslimeier et al. 2006).

In dieser Studie wurden vier Gruppen mit unterschiedlichem Manifestationszeitpunkt der Depression, nämlich *episodisch* auf die Frühadoleszenz, die Spätadoleszenz oder das frühe Erwachsenenalter begrenzt auftretend oder über den gesamten Zeitraum der Adoleszenz *persistierend* gebildet und hinsichtlich verschiedener Risikofaktoren mit einer nichtdepressiven Kontrollgruppe verglichen. Die Depression wurde dimensional mit der Allgemeinen Depressionsskala bzw. der Subskala »ängstlich/depressiv« des YSR erfasst, wobei nur die Extremgruppen ab der 90. Perzentile als indikativ für eine klinisch relevante Ausprägung der Depression erachtet wurden.

Die Gruppe der persistent depressiven Studienteilnehmenden war klar von der Kontrollgruppe und auch deutlich von allen Gruppen mit einer episodischen Ausprägung der Depression verschieden. Sie hatte deutlich mehr belastende Lebenserlebnisse erfahren und war durch einen niedrigeren Selbstwert bei gleichzeitig hoher Selbstaufmerksamkeit, ein weniger effizientes soziales Netzwerk, ein stärkeres Erleben elterlicher Zurückweisung und geringere familiäre Adaptionsfähigkeit gekennzeichnet. Ferner war das Fragebogenprofil für Emotionen und Verhalten (erfasst mit dem YSR bzw. YASR) ebenfalls bei der Gruppe der persistent Depressiven deutlich auffälliger und von allen anderen Gruppen verschieden. Somit erwies sich die episodische Verstimmung im Sinne eines Übergangsphänomens in der frühen und späten Adoleszenz als weniger risikoreich für die Entwicklung verschiedener Begleitfaktoren der Depression im jungen Erwachsenenalter. Diese Differenzierung erfährt ihre besondere Aussagekraft aus der Tatsache, dass sie an einer nichtklinischen repräsentativen Stichprobe gewonnen wurde und somit als entwicklungspsychopathologisch gut gesichert gelten kann.

9.2.2 Abnormes Essverhalten

Die von den Medien immer wieder spekulativ genährte Annahme einer endemischen Zunahme von Essstörungen in der jugendlichen Bevölkerung kann sich nur wenig auf solide erhobene Daten berufen, zumal die Erkenntnisse über die Häufigkeit und den Verlauf von Essstörungen im Jugendalter mehrheitlich auf klinischen und damit möglicherweise verzerrten Stichproben beruhen. Felduntersuchungen haben den Vorteil, dass sie sich auch auf subklinische Essstörungen sowie abnormes Essverhalten erstrecken können und bei Anwendung einer Längsschnittperspektive auch die möglichen Übergänge in klinische Essstörungen im Erwachsenenalter untersuchen können. Dieser Ansatz wurde in der

ZAPPS erneut mit der Frage nach der Verbindung mit möglichen Indikatoren einer psychosozialen Fehlentwicklung verbunden (Steinhausen et al. 2005).

In einem speziell für die ZAPPS entwickelten Fragebogenmodul zur Erfassung von abnormem Essverhalten wurde zur Identifizierung von Risikoprobanden ein Screen von drei Fragen verwendet: 1. ein Body-Mass-Index (BMI) ≤ 17,5 aus den Kriterien der ICD-10 für die Anorexia nervosa; 2. ein Wert von 3 (oft), 4 (sehr oft) oder 5 (täglich) in den letzten vier Wochen hinsichtlich a) Heisshunger (binge attacks), b) Erbrechen oder c) Laxantiengebrauch; 3. ein individueller Gesamtwert ≥ 90. Perzentile hinsichtlich a) Nahrungsmitteleinschränkung, b) Angst vor dem Dickwerden, c) ständige Gedanken an Nahrung und Kalorien und d) Schamgefühlen wegen Körperform und -gewicht.

Zu den drei Erhebungszeitpunkten der ZAPPS wurde mit dieser Methode ein *abnormes Essverhalten* bei 10,5 % der Probanden im mittleren Alter von 15 Jahren, bei 16,9 % im mittleren Alter von 16 Jahren und bei ebenfalls 16,9 % im mittleren Alter von knapp 20 Jahren beobachtet. Die *Risikoprobanden* hatten zu allen drei Zeitpunkten ein sehr ähnliches Profil mit mehr Verhaltens- und emotionalen Problemen, mehr Lebensereignissen einschließlich negativer Auswirkungen, weniger aktiven Bewältigungsfertigkeiten, einem niedrigeren Selbstwert und niedrigerer familiärer Kohäsion als nach Alter und Geschlecht parallelisierte Kontrollgruppen. Bemerkenswert war die niedrige Stabilität auffälligen Essverhaltens über die Zeit. Zum letzten Zeitpunkt der Erhebung im jungen Erwachsenenalter lag aber bei 20,6 % der Risikoprobanden gegenüber nur 1,2 % der Kontrollpersonen eine klinische Essstörung vor. Ferner bestand zu diesem Zeitpunkt eine signifikante Beziehung zwischen auffälligem Essverhalten und der klinischen Diagnose einer Essstörung als einziger Diagnose unter zehn zentralen psychischen Störungen im strukturierten Interview. Hingegen prädizierte ein auffälliges Essverhalten in der Adoleszenz keine einzige relevante psychische Störung im jungen Erwachsenenalter.

Offensichtlich hatten die *subklinischen Auffälligkeiten* im Essverhalten ihren Höhepunkt erst in der späten Adoleszenz und im jungen Erwachsenenalter mit der zu erwartenden deutlich höheren Manifestation beim weiblichen Geschlecht. Das abnorme Essverhalten war wiederum zu jedem der drei Messzeitpunkte mit zahlreichen Indikatoren psychosozialer Fehlfunktionen verbunden. Andererseits handelte es sich bei dem auffälligen Essverhalten in der Adoleszenz mehrheitlich um ein transitorisches Phänomen mit fehlender prädiktiver Bedeutung für eine allgemeine erhöhte psychopathologische Vulnerabilität im jungen Erwachsenenalter. Hingegen wies das Suchinstrument der drei Fragen eine hohe Sensitivität für die Vorhersage einer klinischen Essstörung im jungen Erwachsenenalter auf, sodass es ein taugliches und ökonomisches Instrument für weitere Felduntersuchungen darstellt.

9.2.3 Substanzmissbrauch

Unter den *Hochrisikogruppen* wurde im Rahmen der ZAPPS auch den Probanden mit Substanzmissbrauch ein besonderer Schwerpunkt gewidmet. Dabei haben wir uns zunächst auf das wichtigste Problem des *Alkoholkonsums* in der Adoleszenz konzentriert und die Forschungsansätze einer altersspezifischen Typologie aufgegriffen und fortgeführt (Steinhausen und Winkler Metzke 2003).

Unsere Studie konnte für diese Fragestellung auf eine Stichprobe von 794 Jugendlichen zugreifen und unser Ansatz richtete sich auf eine *diskriminante Validierung* verschiedener *Typen des Alkoholkonsums* im Jugendalter. Zu diesem Zweck wurden mit den Daten des Fragebogenmoduls zum Substanzmissbrauch auf der Basis von einzelnen Fragen vier Gruppen gebildet: soziale Trinker (42,2 %) (»Ich trinke in Gesellschaft meiner Freunde/ bei einer Familienfeier/ auf einer Party«), schwere Trinker (16,4 %) (»Ich trinke, bis ich mich high fühle/bis ich betrunken bin«), Problemtrinker (9,4 %) (»Ich trinke, wenn ich mich einsam fühle/wenn ich mich schlecht fühle und Probleme habe«) und Abstinente (31 %). Bei den drei Trinkergruppen gab es auch teilweise Überlappungen. Der Anteil der Probanden stieg während der beiden Untersuchungszeitpunkte in der Adoleszenz für alle drei Typen des Alkoholkonsums linear an und war dabei am geringsten bei den sozialen Trinkern, mittelgradig bei den schweren Trinkern und am stärksten bei den Problemtrinkern.

Die Problemtrinker konnten auf nahezu allen Dimensionen der emotionalen und Verhaltensauffälligkeiten als am deutlichsten abnorme Gruppe identifiziert werden, während die schweren Trinker in einigen Dimensionen eine mittlere Position einnahmen und die sozialen Trinker und die Abstinenten nahezu ideal ein Normalprofil einnahmen. Die Problemtrinker waren ferner durch zahlreiche psychosoziale Risikofaktoren des ZAPPS-Untersuchungsansatzes gekennzeichnet. Sie hatten mehr belastende Lebensereignisse, ein niedrigeres Selbstwertgefühl, höhere Selbstaufmerksamkeit, niedrigere wahrgenommene elterliche Akzeptanz bei hohem Ausmaß von Ablehnung und ein stärker belastendes und weniger belohnendes schulisches Umfeld. Auch hier replizierte sich die Konstellation der übrigen Gruppen mit schweren Trinkern in einer mittleren Position und sozialen Trinkern und Abstinenten in einer Normalposition. Somit konnte das Ziel einer diskriminanten Validierung verschiedener Typen des Alkoholkonsums bei Jugendlichen überzeugend realisiert werden, wobei die eingesetzte Methode sich erneut als ökonomisch und geeignet für groß angelegte Screenings erwies.

In einer weiteren Studie wurde der *longitudinale Ansatz* der ZAPPS zur Analyse der Entwicklung des Alkoholkonsums von der Adoleszenz bis in das junge Erwachsenenalter verfolgt (Steinhausen et al. 2008). Der Anstieg des Alkoholkonsums in diesem Zeitrahmen zeigte hinsichtlich Umfang und Motiven nur wenige geschlechtsspezifische Unterschiede. In der späten Adoleszenz und im jungen Erwachsenenalter war bei den männlichen Probanden der Alkoholkonsum und das Motiv nach Betrunkensein stärker ausgeprägt, wobei sie auch stärker die negativen Folgen des starken Alkoholkonsums erlebten. Erneut zeigte sich auch in dieser Analyse, dass Problemtrinker in diesen Altersabschnitten mehr emotionale und Verhaltensauffälligkeiten und weitere Probleme psychosozialer Funktionen aufwiesen.

Auf der Basis der Daten zum *Alkohol-, Tabak- und Cannabiskonsums* wurde in einer weiteren Studie der Längsschnittverlauf einer Extremgruppe mit *problematischem Substanzgebrauch* mit dem der übrigen Kohorte verglichen (Steinhausen et al. 2007). Der Anteil dieser Gruppe an der Gesamtstichprobe nahm über die Zeit von der Frühadoleszenz bis in das junge Erwachsenenalter kontinuierlich zu. Querschnittlich war diese Gruppe bei allen drei Erhebungszeitpunkten durch ein höheres Ausmaß an externalisierenden Störungen und eine höhere Anzahl an zugleich auch mehr belastenden Lebensereignissen gekennzeichnet. In der Früh- und Spätadoleszenz erlebte diese Gruppe das Elternverhalten und das schulische Umfeld als weniger angenehm und unterstützend. Der problematische Substanzgebrauch im jungen Erwachsenenalter ließ sich durch die drei Merkmale des vorausgegangenen problematischen Substanzgebrauchs im Jugendalter, externalisierende Störungen und männliches Geschlecht sicher vorhersagen. Auch hier liegt der Erkenntniswert der Studie vor allem in der Möglichkeit, mit kostengünstigen Screenings Risikoprobanden für ein hoch problematisches Verhalten mit erheblichen individuellen und gesellschaftlichen Kosten schon frühzeitig im Jugendalter zu identifizieren, um präventive und therapeutische Maßnahmen zu ergreifen.

An dem gleichen Datensatz haben wir schließlich den *Entwicklungspfad des problematischen Substanzgebrauchs* mit einer speziellen statistischen Analysetechnik, dem »probit linear effects model« zur Erfassung longitudinaler Veränderungen, bestimmt (Eschmann et al. 2011). Der Entwicklungspfad war nicht linear, wobei der Anstieg in der Adoleszenz steil war, um danach im jungen Erwachsenenalter abzuflachen. Das Alter, das Jahr der Datenerhebung sowie externalisierendes Problemverhalten in der Frühadoleszenz erlaubten eine signifikante Prädiktion des problematischen Substanzgebrauchs.

9.3 Ausblick

Mit der Bereitstellung von Forschungsmitteln im Rahmen des Zürcher Impulsprogramms zur nachhaltigen Entwicklung der Psychiatrie (ZInEP) für die Jahre 2014–2016 hat sich die Möglichkeit ergeben, die Thematik der ZAPPS fortzuführen und zu erweitern. Mit der 2014 geplanten und seit Mai 2015 mit Datenerhebungen umgesetzten *Zürcher Longitudinal- und Familien-Studie* (ZüLFS) wird zunächst eine Nachuntersuchung der ehemaligen Adoleszenten aus der ZAPPS als einer repräsentativen Feldstudie mit niedriger Prävalenz psychischer Störungen nach 20 Jahren mit einem vergleichbaren Untersuchungsinstrumentarium vorgenommen. Ferner werden auch die ehemaligen Patienten einer parallelisierten Klinikstichprobe mit hoher Prävalenz psychischer Störungen unter Einbeziehung der Kinder dieser ehemaligen Adoleszenten sowie der an der Befragung teilnehmende Elternteil in die Studie eingeschlossen. Dabei sollen die folgenden Untersuchungsziele verfolgt werden:

- Erfassung der Indikatoren und der Prävalenz psychischer Störungen bei den Probanden der beiden Kohorten im Erwachsenenalter und Vergleich der Prävalenzen im Längsschnitt
- Erfassung der Indikatoren und der Prävalenz psychischer Störungen und der Risikofaktoren bei den Kindern dieser beiden Kohorten
- Transgenerationaler Vergleich der Indikatoren und Prävalenzen und der Belastung mit Risikofaktoren
- Epochaler Vergleich der Indikatoren und Prävalenzen psychischer Störungen in den 1990er Jahren und nach 20 Jahren und
- Prädiktionsanalysen der psychischen Störungen der Probanden im Erwachsenenalter auf der Basis der in der Adoleszenz erhobenen Merkmale und Daten.

Mit diesem Projekt sollen neue Einsichten in langfristige entwicklungspsychopathologische Verläufe bis in das mittlere Erwachsenenalter unter besonderer Berücksichtigung der Muster familiärer Vulnerabilitäten und Übertragungen für gleichermaßen psychisch dysfunktionale als auch resiliente Entwicklungsverläufe gewonnen werden.

Literatur

Achenbach TM (1991a) Manual for the Child Behavior Checklist /4-18 and 1991 Profile. Burlington, VT: University of Vermont: Department of Psychiatry.
Achenbach TM (1991b) Manual for the Youth Self Report and 1991 profile. Burlington, VT: University of Vermont: Department of Psychiatry.
Achenbach TM (1997) Manual for the Young Adult Self Report and and Young Adult Behavior Checklist. Burlington, VT: University of Vermont: Department of Psychiatry.
Beglin SJ, Fairburn CG (1992) Evaluation of a new instrument for the detection of eating disorders in community samples. Psychiatry Res 44: 191–201.
Eschmann S, Zimprich D, Winkler Metzke C, Steinhausen HC (2011) A developmental trajectory model of problematic substance use and psychosocial correlates from late adolescence to young adulthood. J Substance Use 16: 295–312.
Fend H, Prester HG (1986) Bericht aus dem Projekt »Entwicklung im Jugendalter«. Konstanz, Fakultät für Sozialwissenschaften, Universität Konstanz.
Filipp SH, Freudenberg E (1989) Der Fragebogen zur Erfassung dispositionaler Selbstaufmerksamkeit. Göttingen, Hogrefe.
Hautzinger M, Bailer M (1993) Allgemeine Depressions-Skala (ADS). Weinheim, Beltz.
Müller R, Abbet JP(1991). Veränderung im Konsum legaler und illegaler Drogen bei Jugendlichen. Ergebnisse einer Trenduntersuchung bei 11–16 jährigen Schülern unter Schirmherrschaft der Weltgesundheitsorganisation (WHO Europe). Lausanne, Schweizerische Fachstelle für Alkoholprobleme.
Radloff LS (1977) The CES–D Scale: A self–report depression scale for research in the general population. Applied Psychol Measurement 1: 385–401.
Reitzle M, Winkler Metzke C, Steinhausen HC. (2001). Eltern und Kinder: Der Züricher Kurzfragebogen zum Erziehungsverhalten (ZKE). Diagnostica 47: 196–207.
Rosenberg M (1965) Society and the adolescent self-image. Princeton, Princeton University Press.
Rutter M (1986) Child psychiatry: the interface between clinical and developmental research. Psychol Med 16: 151–69.
Seiffge-Krenke I (1989) Bewältigung alltäglicher Problemsituationen: Ein Coping-Fragebogen für Jugendliche. Ztschr Differentielle Diagnostische Psychol 10: 201–220.

Shaffer D, Schwab-Stone M et al. (1993) The Diagnostic Interview Schedule for Children-Revised Version (DISC-R): I. Preparation, field testing, interrater reliability, and acceptability. J Amer Acad Child Adolesc Psychiatry 32: 643–50.

Shanahan L, Copeland W, Costello EJ, Angold A (2008) Specificity of putative psychosocial risk factors for psychiatric disorders in children and adolescents. J Child Psychol Psychiatry 49: 34–42.

Sroufe LA, Rutter M (1984). The domain of developmental psychopathology. Child Dev 55: 17–29.

Steinhausen HC (2010) Psychische Störungen bei Kindern und Jugendlichen. Lehrbuch der Kinder- und Jugendpsychiatrie. 7. Auflage. Münchern: Elsevier Urban & Fischer.

Steinhausen HC, Agrez U, Winkler Metzke C (2011) Handbuch: Selbstbeurteilungs-Fragebogen für junge Erwachsene. Zürcher deutschsprachige Version des Young Adult Self-Report (YASR). Zürich: Edition KJP Praxismaterialien.

Steinhausen HC, Eschmann S, Winkler Metzke C (2007) Continuity, psychosocial correlates, and outcome of problematic substance use from adolescence to young adulthood in a community sample. Child Adolesc Psychiatry Mental Health 1: 12.

Steinhausen HC, Eschmann S, Heimgartner A, Winkler Metzke C (2008) Frequency, course and correlates of alcohol use from adolescence to young adulthood in a Swiss community survey. BMC Psychiatry 8: 5.

Steinhausen HC, Gavez S, Winkler Metzke C (2005) Psychosocial correlates, outcome, and stability of abnormal adolescent eating behavior in community samples of young people. Int'l J Eating Disorders 37: 119–26.

Steinhausen HC, Haslimeier C, Winkler Metzke C (2006) The outcome of episodic versus persistent adolescent depression in young adulthood. J Affective Disorder 96: 49–57.

Steinhausen HC, Winkler Metzke C (2000) Die Allgemeine Depressions-Skala (ADS) in der Diagnostik von Jugendlichen. Praxis Kinderpsychol Kinderpsychiatrie 49: 419–34.

Steinhausen HC, Winkler Metzke C (2001) Die Zürcher Lebensereignis-Liste (ZLEL): Ergebnisse einer epidemiologischen Untersuchung. Kindheit und Entwicklung 10: 47–55.

Steinhausen HC, Winkler Metzke C (2003) The validity of adolescent types of alcohol use. J Child Psychol Psychiatry 44: 677–86.

Steinhausen HC, Winkler Metzke C (2011a) Handbuch: Elternfragebogen über das Verhalten von Kindern und Jugendlichen. Zürcher Ergebnisse zur Child Behavior Checklist (CBCL). 3. Auflage. Zürich: Edition KJP Materialien.

Steinhausen HC, Winkler Metzke C (2011b) Handbuch: Fragebogen für Jugendliche. Zürcher Ergebnisse zum Youth Self Report (YSR). 3. Auflage. Zürich: Edition KJP Praxismaterialien.

Danksagung

Allen, die in den letzten Jahren bei ZInEP mitgewirkt haben, gebührt großer Dank!

Irene Aeppli, Vladeta Ajdacic-Gross, Aleksandra Aleksandrowicz, Patricia Ammann, Andreas Andreae, Nina Astolfi, Arlette Bär Deucher, Bettina Bärtsch, Aron Baumann, Christina Blank, Katrin Blanke, Marco Bleiker, Anne Bode, Kathrin Bollok, Patrizia Bongiovanni, Elisabeth Brantschen Isler, Roman Büchler, Monika Bühlmann, Anett Cepela, Katarina Colhoun-Bartulovic, Sandra Da Rin, Céline de Buman, Christina Diggelmann-Zingg, Thekla Drack, Diane Dvorsky, Carla Elsner, Bernadette Feuz, Jan Flemming, Aleksandra Fronius-Salhi, Debora Gamma, Miriam Gerstenberg, Anton Gietl, Sibylle Graf, Stefanie Greber, Axel Guntermann, Florence Hagenmuller, Helene Haker, Patricia Harb Schwander, Stefan Haun, Karsten Heekeren, Gisela Heim, Michael Hengartner, Charlotte Hentz Eva, Katrin Herot Cereghetti, Christoph Hock, Ariana Hoppe, Claudine Isler-Sauthier, Wolfram Kawohl, Daniel Kientzler, Mara Klauser, Daniel Knöpfli, Roland Koch, Olena Korinth-Pavlovets, Anina Künzli, Karin Landolt, Barbara Lay, Silke Lengler, Sandy Lenthe, Dominique Lüchinger, Jacqueline Lutz, Sabine Maier, Barbara Marxer, Magali Meier, Patrick Meier, Sibylle Metzler, Douglas Meyer, Lukas Moll, Roman Müller, Julian Müller, Mario Müller, Cristina Müller-Lubini, Sarah Münst, Carlos Nordt, Gertrud Ochsner, Silvia Passalacqua, Marco Passardi, Tobias Paust, Christoph Platz, Anja Reininger, Lynn Reis, Nadja Ribeiro, Dina Rindlisbacher, Stephanie Rodgers, Nicolas Rüsch, Filomena Sabatella, Fabian Schambron, Lisa Carolin Schmidt, Veronika Schmidt, Methodius Schöne Mersolis, Donat Schulthess, Erna Silvestri-Keckeis, Alena Soom, Andrea Carola Spitz, Hans-Christoph Steinhausen, Alexandra Tatalis, Anastasia Theodoridou, Nina Traber-Walker, Valerie Treyer, Lee-Ting Tse, Salome Ulmann, Nadja Urwyler, Esther Vonesch Sigg, Agnes von Wyl, Susanne Walitza, Silvia Walter, Ingeborg Warnke, Gregor Wehner, Diana Wotruba, Christine Wyss

Autorenverzeichnis

PD Dr. phil. Vladeta Ajdacic-Gross
Psychiatrische Universitätsklinik Zürich
Militärstrasse 8
8021 Zürich
vajdacic@dgsp.uzh.ch

Aleksandra Aleksandrowicz, M.Sc.
Psychiatrische Universitätsklinik Zürich
Militärstrasse 8
8021 Zürich
aleksandra.aleksandrowicz@uzh.ch

Dr. med. Andreas Andreae
Integrierte Psychiatrie Winterthur – Zürcher Unterland
Wieshofstrasse 102
8408 Winterthur
andreas.andreae@ipw.zh.ch

Dr. med. Anton Gietl
Psychiatrische Universitätsklinik Zürich
Abteilung für Psychiatrische Forschung und Klinik für Alterspsychiatrie
Ambulatorium Schlieren
Wagistrasse 12
8952 Schlieren
anton.gietl@bli.uzh.ch

PD Dr. med. Helene Haker
Universität Zürich und ETH Zürich
Institut für Biomedizinische Technik,
Translational Neuromodeling Unit
Wilfriedstrasse 6
8032 Zürich
haker@biomed.ee.ethz.ch

PD Dr. med. Karsten Heekeren
St. Josef Krankenhaus Moers
Abteilung für Psychiatrie und Psychotherapie
Orsoyer Strasse 55
47495 Rheinberg
karsten.heekeren@uzh.ch

Dr. phil. Michael P. Hengartner
ZHAW Zürcher Hochschule für Angewandte Wissenschaften
Departement Angewandte Psychologie
Pfingstweidstrasse 96
8037 Zürich
michaelpascal.hengartner@zhaw.ch

Prof. Dr. med. Christoph Hock
Abteilung für Psychiatrische Forschung
Universität Zürich – Campus Schlieren
Wagistrasse 12
8952 Schlieren
chock@bli.uzh.ch

Prof. Dr. med. Wolfram Kawohl
Psychiatrische Universitätsklinik Zürich
Klinik für Psychiatrie, Psychotherapie und Psychosomatik
Militärstrasse 8
8021 Zürich
wolfram.kawohl@puk.zh.ch

PD Dr. sc. hum. Barbara Lay
Psychiatrische Universitätsklinik Zürich
Militärstrasse 8
8021 Zürich
barbara.lay@bli.uzh.ch

Dr. phil. Mario Müller
Psychiatrische Universitätsklinik Zürich
Militärstrasse 8
8021 Zürich
mario.mueller@dgsp.uzh.ch

Prof. Dr. med. Roger M. Nitsch
Abteilung für Psychiatrische Forschung
Universität Zürich – Campus Schlieren
Wagistrasse 12
8952 Schlieren
nitsch@bli.uzh.ch

Dr. phil. Carlos Nordt
Psychiatrische Universitätsklinik Zürich
Lenggstrasse 31
8032 Zürich
cnordt@bli.uzh.ch

Dr. phil. Stephanie Rodgers
Psychiatrische Universitätsklinik Zürich
Militärstrasse 8
8021 Zürich
stephanie.rodgers@dgsp.uzh.ch

Prof. Dr. med. Dipl.-Psych. Wulf Rössler
Psychiatrische Universitätsklinik Zürich
Militärstrasse 8
8021 Zürich
wulf.roessler@uzh.ch

Prof. Dr. med. Nicolas Rüsch
Sektion Public Mental Health
Klinik für Psychiatrie und Psychotherapie II
Universität Ulm und BKH Günzburg
Parkstrasse 11
89073 Ulm
nicolas.ruesch@uni-ulm.de

Andrea Spitz, M.Sc.
Universitätsklinik, Kinder- und Jugendpsychiatrischer Dienst
des Kantons Zürich
Eisengasse 16
8008 Zürich
andrea.spitz@kjpdzh.ch

Prof. Dr. med. Dipl.-Psych. Dr. phil. Hans-Christoph Steinhausen
Universitätsklinik, Kinder- und Jugendpsychiatrischer Dienst
des Kantons Zürich
Neumünsterallee 9
8032 Zürich
hc.steinhausen@kjpd.uzh.ch

Dr. med. Anastasia Theodoridou
Psychiatrische Universitätsklinik Zürich
Lenggstrasse 31
8032 Zürich
anastasia.theodoridou@puk.zh.ch

PD Dr. sc. nat. Valerie Treyer
UniversitätsSpital Zürich
Klinik für Nuklearmedizin
Rämistrasse 100
8091 Zürich
valerie.treyer@usz.ch

Prof. Dr. phil. Agnes von Wyl
ZHAW Zürcher Hochschule für Angewandte Wissenschaften
Departement Angewandte Psychologie
Pfingstweidstrasse 96
8037 Zürich
agnes.vonwyl@zhaw.ch

Prof. Dr. med. Dipl.-Psych. Susanne Walitza
Universitätsklinik, Kinder- und Jugendpsychiatrischer Dienst
des Kantons Zürich
Neumünsterallee 9
8032 Zürich
susanne.walitza@kjpdzh.ch

Dr. phil. Christa Winkler Metzke
Universitätsklinik, Kinder- und Jugendpsychiatrischer Dienst
des Kantons Zürich
Neumünsterallee 9
8032 Zürich
christa.winklermetzke@kjpdzh.ch

Stichwortverzeichnis